养老护理操作技能实践教程

主　编　张利萍　兰　玛

副主编　袁　毅　吉　辉　王　宇

Dr. Volkmar Meinhold

U0205925

西南交通大学出版社

·成　都·

图书在版编目（CIP）数据

养老护理操作技能实践教程/张利萍，兰玛主编
. 一成都：西南交通大学出版社，2021.6（2024.8 重印）
ISBN 978-7-5643-8041-0

Ⅰ. ①养… Ⅱ. ①张… ②兰… Ⅲ. ①老年人 – 护理
学 – 技术培训 – 教材 Ⅳ. ①R473.59

中国版本图书馆 CIP 数据核字（2021）第 101579 号

Yanglao Huli Caozuo Jineng Shijian Jiaocheng
养老护理操作技能实践教程

主编　张利萍　兰　玛

责 任 编 辑	居碧娟
封 面 设 计	阎冰洁
	西南交通大学出版社
出 版 发 行	（四川省成都市金牛区二环路北一段 111 号 西南交通大学创新大厦 21 楼）
发行部电话	028-87600564　028-87600533
邮 政 编 码	610031
网　　　址	http://www.xnjdcbs.com
印　　　刷	四川煤田地质制图印务有限责任公司
成 品 尺 寸	185 mm × 260 mm
印　　　张	5.75
字　　　数	107 千
版　　　次	2021 年 6 月第 1 版
印　　　次	2024 年 8 月第 2 次
书　　　号	ISBN 978-7-5643-8041-0
定　　　价	38.00 元

《养老护理操作技能实践教程》

编 委 会

主　　编　张利萍　兰　玛

副主编　袁　毅　吉　辉　王　宇
　　　　　Dr. Volkmar Meinhold

编　　委　牛瑞丽　段思羽　王　娟　周　茹
　　　　　刘继红　刘久芳　张思琴　杨婷婷
　　　　　向登琼　武锐霞　叶　盈　周　香
　　　　　文　雯　罗秩南　阿胜么你扎
　　　　　杨　莉　刘慧婷　张小凤　郝　令
　　　　　王雪蔚

合作单位　攀枝花学院康养学院
　　　　　攀枝花学院附属医院
　　　　　F+U Sachsen gGmbH
　　　　　西南财经大学天府学院
　　　　　四川文理学院

党的十八大以来，以习近平同志为核心的党中央把维护人民健康摆在更加突出的位置。为推进健康中国建设，提高人民健康水平，2016 年，中共中央、国务院印发并实施《"健康中国 2030"规划纲要》。2017 年，党的十九大作出实施健康中国战略的重大决策部署。2019 年 6 月，国务院相继印发《国务院关于实施健康中国行动的意见》及《关于促进健康服务业发展的若干意见》，指出人民健康是民族昌盛和国家富强的重要标志，为健康中国行动明确了具体目标，也为全民的健康服务事业发展提供了行动指南。

健康中国的内涵，不仅是确保人民身体健康，更涵盖全体人民健康环境、健康经济、健康社会在内的"大健康"。习近平总书记强调，"要倡导健康文明的生活方式，树立大卫生、大健康的观念，把以治病为中心转变为以人民健康为中心"。所谓大健康，就是围绕人的衣食住行、生老病死，对生命实施全程、全面、全要素呵护，不仅追求个体身体健康，也追求心理健康、精神健康。构建大健康体系、推进健康中国建设，需要在各个领域深化改革、守正创新。

2020 年上半年，新冠肺炎疫情在全球范围暴发，使"健康"成为全球性议题，也使人们的健康理念发生深刻变化。这场疫情对健康管理服务体系和健康管理学科提出更多、更深层次的要求，也暴露出我们在很多问题上认识的不足，以及相关领域人才的匮乏。

面对疫情提出的新挑战、实施"健康中国"战略的新任务、世界医学发展的新要求，我国医学人才培养结构亟须优化，人才培养质量亟待提高。因此，高校医学类专业如何加快专业教育变革，立足学科体系建设，形成更高水平人才培养体系，推动后疫情时代相关专业规范化、高质量发展，提升专业人才培养和精准服务能力，成为一个突出的、紧迫的课题。这也对健康教育教材的编写理念，内容的更新速度、全面性和生活性等方面提出了新的更高要求。

在此背景下，西南交通大学出版社立足西南高校，重点针对应用型本科高校学生的特点，以培养应用型、技术技能型人才为目标，适时组织策划了这套"大健康"系列教材。本套教材的编写适应时代要求，以推进"健康中国"建设为使命，符合我国高等医学教育改革和健康服务业发展趋势，突出内容上的两个特点：一是坚持"三基五性三特定"的基本原则，力求体现专业学科特点和"以学生为中心"的编撰理念。二是展现大健康体系建设的开创性与实用性，并按照"课程思政"教学体系改革的要求，体现了教材的"思政内涵"；丰富了教材的呈现方式，实现了数字技术与教材的深度融合，也体现了本套教材侧重应用型的编写初衷。

无论是常态化疫情防控，还是推进"健康中国"建设，都需要党和政府强力推进，更需要全社会普遍参与。把健康融入所有政策之中，将卫生健康事业从少数部门的业务工作变成全党全社会的大事，才能为提高人民健康奠定更广泛的社会基础。本套教材的出版，对推动建设具有中国特色的健康管理学科，培养复合应用型公共卫生与健康人才，构建大健康体系，助力"健康中国"战略实施，具有一定的推动作用。同时，本套教材可作为各地培养大健康产业发展急需专业人才的通用性系列教学用书，还可以满足广大读者对大健康产业发展知识与技能的自学之需，填补了目前国内这方面教材的短板与不足，实现了编写者们辛勤努力的共同愿景。

为此，特以作序。

海南医学院管理学院　海南南海健康产业研究院
曾　渝
2021 年 5 月 30 日于海口

前言

　　人口老龄化是 21 世纪世界面临的严峻挑战，中国目前尚处于轻度老龄化阶段，据预测，到 2025 年前后我国 60 岁及以上老年人口占总人口比例将超过 20%，65 及以上老年人口比例将达到 14%左右。党的十九届五中全会明确提出"实施积极应对人口老龄化国家战略"，这是党中央科学研判我国人口老龄化新态势，深刻分析我国经济社会发展新形势，做出的立足当下、着眼长远的重大战略部署。实施积极应对人口老龄化国家战略，必须加大养老服务人才队伍建设。养老护理员是养老机构与老人、老人与家属之间、老人与老人之间重要的联系纽带。目前，我国应对人口老龄化工作存在一些突出的问题和困难，如大量的养老服务需求与有限的养老服务资源之间的矛盾、日益提高的养老服务需求质量标准与有限的养老服务供给能力之间的矛盾，养老服务对象的异质性和需求的多样性与简单的养老供给形式之间的矛盾等。为加快养老护理人才的专业化、规范化、标准化培训和队伍建设，结合护理员群体的文化水平和认知程度，我们组织编写了这本教材。

　　本教材适用对象：医护院校护理专业学生、养老护理员、医疗陪护员等。

　　本教材有以下特色与亮点：

　　（1）编撰团队专业。为保证编写质量，本教材由攀枝花学院康养学院、攀枝花学院附属医院、德国 F+U 萨克森公益教育集团（F+U Sachsen gGmbH）等国内外机构合作编写，结合我国养老护理员的现状，引入德国养老护理先进理念。

（2）简化操作标准。本教材编写过程中，紧扣养老护理员国家职业标准，在不违背医学操作的前提下，通过专家讨论的形式制定简单可行的操作流程，始终遵循规范、简化、实用、直观原则，坚持注重内容科学、技能覆盖、简捷易懂，悉数收录养老护理服务实践中的常用操作项目，共计21项。

（3）体现理实一体。每个项目均配有操作视频和考核标准。为确保每项护理操作都有标准范例，根据所制定的简化操作标准，每项操作都录制了真人操作视频，旨在使护理员一看就懂，强化视觉效果，帮促培训操作实现具体化、直观化、形象化，有利于护理员快速识记、领会、掌握和对标实践各项操作技能。

（4）融入课程思政。注重培养养老护理员爱岗敬业、尊老敬老、以人为本及自律奉献等人文素质，呈现注重启发性、实用性、创新性和科普性相结合的特点，力求与当前养老护理员的文化层次相适应。

"老吾老以及人之老"，希望我们的共同努力，能够助力养老服务高质量、可持续健康发展，造福更多的老人。

兰　玛

2021 年 4 月 27 日

目录

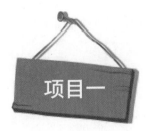

项目一

洗　手

操作视频

（一）目　的

清除手部污垢，减少微生物，预防感染和疾病传播。

（二）用物准备

流动自来水、洗手液或肥皂、一次性纸巾或暖风机、黑色垃圾桶（装生活垃圾）。

（三）操作人员准备

着装整洁、修剪指甲。

（四）操作流程

1. 打开水龙头，打湿双手，取适量洗手液或肥皂将手抹遍。

2. 洗手口诀：内、外、夹、弓、大、立、腕。

（1）内：掌心对掌心揉搓。（图 1-1）

（2）外：右手掌心放在左手手背上沿指缝相互揉搓，左右手交换。（图 1-2）

（3）夹：掌对掌，十指交叉揉搓。（图 1-3）

（4）弓：十指相扣，用右手手掌揉搓左侧指背，左右手交换。

（图 1-4）

（5）大：右手握住左手拇指旋转揉搓，左右手交换。（图 1-5）

（6）立：右手指尖在左手掌中来回揉搓，左右手交换。（图 1-6）

（7）腕：揉搓腕部，左右手交换。（图 1-7）

　3. 流动水清洁双手，用一次性纸巾擦干或用暖风机吹干双手。使用过的纸巾扔于黑色垃圾桶。

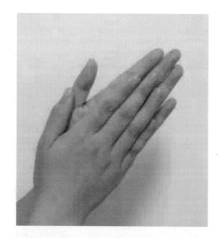

图1-1 内

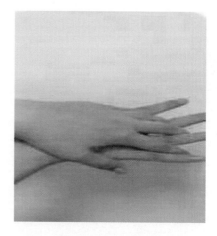

图1-2 外

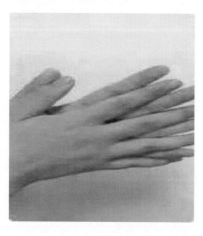

图1-3 夹

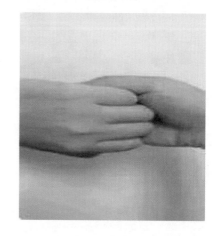

图1-4 弓

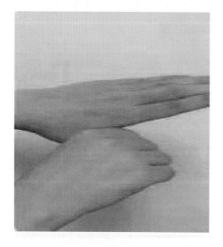

图1-5 大

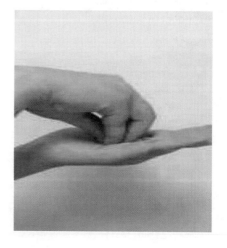

图1-6 立

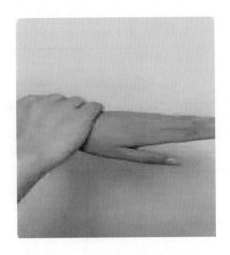

图 1-7　腕

（五）注意事项

1. 洗手前修剪指甲、取下手表或饰物，卷起衣袖。

2. 洗手全过程至少 15 秒，每个动作至少重复 10 遍。

3. 下列情况需要洗手：四前三后（接触长者前、无菌操作前、处理药物及配餐前、从同一病人的污染部位移动到清洁部位前；接触长者后，接触长者周围环境和相关物品后，接触长者黏膜、破损皮肤或伤口、血液、分泌物、排泄物后）。

4. 洗手后用一次性纸巾擦干双手，或用暖风机吹干双手，避免再次污染。

5. 开关水龙头也易导致二次污染，尽量采用脚踩或感应式水龙头。

（六）课程思政

良好的慎独修养可减少或避免交叉感染的发生，对提高养老护理质量有重要意义。有些护理员只注意护理操作的速度，却忽略了手部清洁不规范对长者健康的危害。为了杜绝交叉感染，护理员在执行各项操作前后，尤其在接触长者的分泌物、引流物、排泄物后，必须自觉认真、彻底、有效地洗手，形成习惯，从而有效预防交叉感染。

（刘艳. 慎独精神在护理工作中的重要性[J]. 临床和实验医学杂志，2004，3（3）：185.）

实操一 洗手的评分标准表

服务技能一级指标	分值	二级指标及关键点得分	扣分
工作准备	10	1. 操作者准备：修剪指甲；取下首饰； 暴露腕部。（6） 2. 用物准备：流动自来水、洗手液、纸巾或暖风机、黑色垃圾桶。（4）	
操作流程	80	1. 打开水龙头，打湿双手，取适量洗手液将手抹遍。（5） 2. 内：掌心对掌心揉搓。（10） 3. 外：右手掌心放在左手手背上沿指缝相互揉搓，左右手交换。（10） 4. 夹：掌对掌，十指交叉揉搓。（10） 5. 弓：十指相扣，用右手手掌揉搓左侧指背，左右手交换。（10） 6. 大：右手握住左手拇指旋转揉搓，左右手交换。（10） 7. 立：右手指尖在左手掌中来回揉搓，左右手交换。（10） 8. 腕：揉搓腕部，左右手交换。（10） 9. 流动水清洁双手，用纸巾擦干或吹干双手。（5）	
综合评价	10	1. 动作熟练，洗手全过程至少30秒以上，每个动作至少重复10遍。（4） 2. 使用过的纸巾扔于黑色垃圾桶。（3） 3. 挤压洗手液用手背或手肘。（3）	
合计	100	总分：	

裁判长：	裁判员：	核分员：	时间：

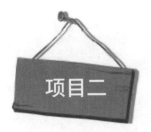

项目二

口腔护理

（一）目　的

操作视频

帮助生活不能自理的卧床长者清洁口腔、去除口臭,预防口腔感染;促进长者舒适、促进食欲。

（二）用物准备

防湿围布、小弯盘、20厘米大棉棒数根、生理盐水（漱口水）、温开水、吸管、小脸盆、干毛巾、唇膏（根据情况）、治疗碗、手套、黄色（装医疗垃圾）和黑色垃圾桶、清水、牙刷、杯子。

（三）操作人员准备

着装整洁、修剪指甲、洗手、戴口罩。

（四）操作流程

1. 评估:口腔气味、溃疡等;有无活动性假牙。

2. 长者准备:向长者解释,请长者取坐位（或半坐卧位、仰卧位头偏向右侧）;围围布、放小弯盘于胸前或口角处;请长者漱口后观察口腔情况,取下假牙（先上后下）,放入清水中。

3. 清洁部位:用生理盐水（或漱口水）浸湿大棉棒;清洁的部位包括唇部、外侧面、内侧面、咬合面、脸颊内侧、硬腭、舌面、舌下。（图2-1~图2-8）从左到右,从内而外纵向擦洗至门齿,棉棒至少6根,酌情更换棉棒。

4. 漱口。

5. 用毛巾擦干口唇周围,视需要涂唇膏。

6. 收拾整理用物,帮长者调至舒适体位,洗手。

7. 假牙的清洁。戴手套,用流动水刷洗假牙各面,并浸泡于清水中。

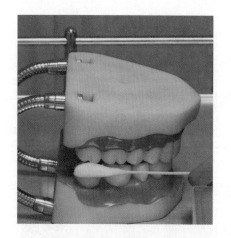

图 2-1　侧面

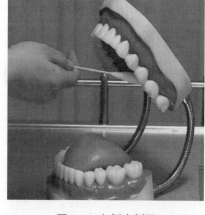

图 2-2　上侧内侧面

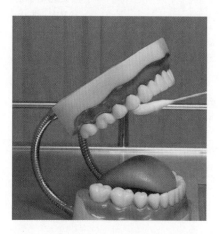

图 2-3　上侧咬合面

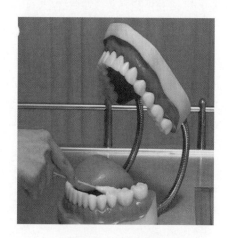

图 2-4　下侧内侧面

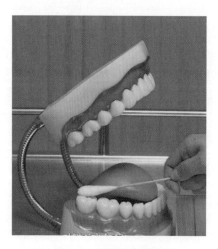

图 2-5　下侧咬合侧面

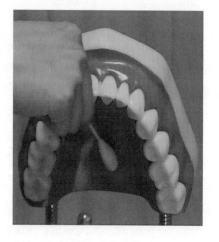

图 2-6　硬腭

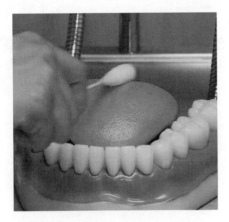

图 2-7 舌面

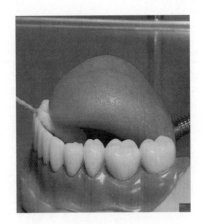

图 2-8 舌下

（五）注意事项

1. 早晚及进食后进行口腔护理。

2. 进行口腔护理时，应取下活动性假牙，以避免假牙脱落引起窒息。

3. 每次进食后应取下假牙浸泡于清水中，并漱口以清洁口腔。

4. 白天应装上假牙，以免影响长者外观；一般于睡前取下，避免牙龈长期受压。

（六）课程思政

在为长者进行口腔护理操作时，需要取下活动性假牙，由于长者口腔、咽、喉与食管等部位组织结构发生退行性改变，黏膜萎缩变薄，神经末梢感受器的反射功能日渐迟钝，吞咽功能减弱，误吸的发生率较高。

[苏小英. 一例活动性假牙套脱落致误吸报道与教训[J]. 护理学报，2007，014（007）：50.]

实操二　口腔护理的评分标准表

服务技能一级指标	分值	二级指标及关键点得分	扣分
工作准备	10	1. 操作者准备：修剪指甲，衣帽整齐，仪表大方，举止端庄。（4） 2. 用物准备：防湿围布、小弯盘、20厘米大棉棒数根、生理盐水（漱口水）、温开水、吸管、小脸盆、干毛巾、唇膏（根据情况），治疗碗、手套、黄色和黑色垃圾桶。（6）	
操作流程	80	1. 评估并解释：口腔气味、溃疡等；有无活动性假牙。（5） 2. 长者准备。（合计：12） （1）长者取坐位（或半坐卧位、仰卧位头偏向右侧）。（3） （2）围围布、放小弯盘于胸前。（3） （3）漱口。（3） （4）观察口腔情况，取下假牙（先上后下），放入清水中。（3） 3. 清洁部位。（合计：36） （1）清点棉棒数量；生理盐水（漱口水）浸湿大棉棒。（4） （2）清洁的部位包括：唇部、牙齿外侧面、内侧面、咬合面、脸颊内侧、硬腭、舌面、舌下。（24） （3）擦洗顺序：从左到右，从内而外纵向擦洗至门齿。（4） （4）棉棒至少6根，酌情更换棉棒，清点棉球数量。（4） 4. 漱口，再次检查口腔情况。（6） 5. 用毛巾擦干口唇周围；视需要涂唇膏。（5） 6. 收拾整理用物，为长者安置舒适体位。（5） 7. 戴手套，用流动水刷洗假牙各面，并浸泡于清水中（视有无假牙进行口述，如果没有可以不口述）。（8） 8. 洗手、脱口罩，做记录。（3）	
综合评价	10	1. 熟练程度：程序正确，操作规范，动作熟练，注重自身防护。（2） 2. 沟通能力：关心病人，沟通有效，充分体现人文关怀。（2） 3. 质量标准：动作轻柔无损伤，病人清洁舒适，确保安全；用物齐全，处理规范。（6）	
风险点		操作中未取下长者假牙；擦洗前后未清点棉棒数量。（有以上行为之一即总体评分计0分）	
合计	100	总分：	

裁判长：	裁判员：	核分员：	时间：

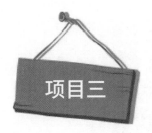

项目三

床上洗头

（一）目　的

操作视频

为生活不能自理的卧床长者清洁头发、去除异味，促进其舒适，维护长者自尊；促进头部血液循环。

（二）用物准备

两根毛巾、未脱脂棉球、纱布、浴巾、橡胶单、洗头盆、污水桶、38～40 ℃ 的温水（温度扫描仪测定）、洗发液、梳子、电吹风、黄色和黑色垃圾桶。

（三）操作人员准备

洗手、戴口罩。

（四）操作流程

1. 调节室温：22～26 ℃。

2. 向长者解释。

3. 长者准备：颈部围毛巾，耳朵内塞棉球，纱布（干毛巾）盖眼睛；枕头铺浴巾并移于肩背部；床头铺橡胶单，放洗头盆于橡胶单上，连接排水管接污物桶。

4. 测试水温，操作者用手臂内侧测水温，再冲少量温水于长者额头以测水温。（图3-1）

5. 打湿头部，涂洗发液（洗发液在手上揉搓起泡后再涂于长者头上），从发际向头顶部用指腹揉搓头发按摩头皮，冲洗头发两次。

6. 撤去相关用物。去除眼部遮挡物和耳朵内棉球，并擦去脸上的水；颈部毛巾包住头发；撤去洗头盆和橡胶垫；枕头放于头部。用包头巾擦干头发，用电吹风吹干并梳头；撤去浴巾。

7. 收拾整理用物，安置卧位。

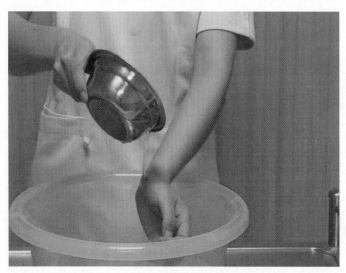

图 3-1　测水温

（五）注意事项

1. 洗头过程中随时观察长者的面色及神志等情况，询问感受。
2. 操作前询问并协助长者如厕。
3. 防水入耳和眼，防止烫伤或指甲损伤头皮。

（六）课程思政

长者头皮对温度的刺激比较敏感，过冷过热都会刺激人体血管，造成血管收缩异常，有糖尿病、高血压、动脉粥样硬化的老年人尤其要小心。水温过烫，易损伤头皮，导致烫伤；水温过冷，会使人体产生头痛、头晕的现象。

（李小寒，尚少梅.基础护理学[M].6 版.北京：人民卫生出版社，2017：330.）

实操三 床上洗头的评分标准表

服务技能一级指标	分值	二级指标及关键点得分	扣分
工作准备	10	1. 操作者准备：修剪指甲，衣帽整齐，仪表大方，举止端庄。（4） 2. 用物准备：两根毛巾、未脱脂棉球、纱布、浴巾、橡胶单、洗头盆、污水桶、温水（38~40 ℃，温度扫描仪测定）、洗发液、梳子、电吹风、黄色和黑色垃圾桶。（6）	
操作流程	80	1. 调节室温：关门窗，调节室温 22~26 ℃。（5） 2. 评估并解释。（5） 3. 长者准备。（合计：15） （1）颈部围毛巾、耳朵塞棉球、纱布（干毛巾）盖眼睛。（5） （2）枕头铺浴巾并移于肩背部。（5） （3）床头铺橡胶单，放洗头盆于橡胶单上，连接排水管接污物桶。（5） 4. 测试水温，温度扫描仪测定水温，操作者用手臂内侧测水温，再冲少量温水于长者额头以测水温。（10） 5. 打湿头部，涂洗发液；从发际向头顶部用指腹揉搓头发按摩头皮；冲洗头发两次。（15） 6. 撤去相关用物。（合计：12） （1）去除眼部遮挡物和耳朵内棉球，并擦去脸上的水。（6） （2）颈部毛巾包住头发；撤去洗头盆和橡胶垫；枕头放于头部。（6） 7. 用包头巾擦干头发，用电吹风吹干并梳头；撤去浴巾。（10） 8. 收拾整理用物，安置卧位。（5） 9. 操作者洗手、脱口罩，做记录。（3）	
综合评价	10	1. 熟练程度：操作熟练、方法正确、动作轻稳、姿势符合节力原则。（4） 2. 尊重长者：操作过程中勤观察、多询问，最大限度体现人文关怀。（3） 3. 确保安全：防水入耳和眼，未沾湿衣被，防止烫伤或指甲损伤头皮，保护长者安全。（3）	
风险点		未测试水温。（有此行为即总体评分计 0 分）	
合计	100	总分：	

裁判长：	裁判员：	核分员：	时间：

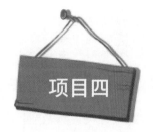

项目四

床上擦浴

（一）目　的

操作视频

为生活不能自理的卧床长者清洁皮肤，促进血液循环，预防并发症；促进舒适，维护长者自尊。

（二）用物准备

盆若干（一般四个）、毛巾若干（一般四根）、40～45 ℃的热水（温度扫描仪测定）、浴巾、大浴巾、浴皂、清洁衣裤、污水桶、便盆、便盆巾、大棉签、按摩膏、黄色和黑色垃圾桶。

（三）操作人员准备

洗手、戴口罩。

（四）操作流程

1. 关门窗或用屏风遮挡，调节室温 24～26 ℃。

2. 解释。

3. 长者准备：帮助长者排尿；更换盖被为大浴巾；脱去衣裤。

（1）脱衣服方法：在盖被内解开钮扣，先脱近侧再脱对侧，先脱健侧再患侧。

（2）脱裤子：在盖被内，将裤子从腰部褪至脚踝并脱下。

4. 测试水温，倒热水入盆一，操作者用手臂内侧测水温。

5. 按顺序擦拭全身。

（1）脸部：用毛巾一擦拭脸部，部位包括：眼睛内外眦、额头、脸颊、鼻翼、人中、下巴、颈部、耳后。先对侧后近侧。

（2）上半身：上肢、胸腹部、背部。

A. 上肢。为防止打湿床铺，上肢擦洗方法：长者取仰卧位，右手下铺浴巾，先把毛巾打湿包住操作者的手，打湿长者右侧上肢，打浴皂，再清洁右上肢，用浴巾擦干，并对长者右上肢进行康复锻炼。擦洗顺序：远心端到近心端。同法擦洗左侧（图4-1）。

B. 胸腹部擦洗方法：患者取仰卧位，大浴巾盖住并暴露胸腹部，小浴巾盖于胸腹部上面，先打湿再上浴皂并清洁。先擦胸部再擦腹部。

C. 背部：长者取左侧卧位，小浴巾铺于背侧和臀部下，擦洗部位包括：后颈部、背部、臀部。观察背部皮肤情况并按摩（采用按摩膏），用大鱼际从骶尾部沿脊柱两侧按摩至肩部并提肩，如此反复3~5分钟。

（3）下肢：更换盆二，换毛巾二。先近侧再对侧，从脚踝到髋部，并进行康复锻炼。（图4-2）

（4）会阴部：更换盆三，换毛巾三，清洁会阴。可采用会阴擦拭或会阴冲洗。

A. 会阴擦拭：患者取屈膝仰卧位，暴露会阴部，臀下铺橡胶单和治疗巾，操作者戴手套，用毛巾三从会阴部擦至肛门。

B. 会阴冲洗：长者取屈膝仰卧位，暴露会阴部，臀下铺橡胶单和治疗巾，护理员一手托臀，另一手将便盆放于长者臀部。戴手套，一手持量杯将温水从上倒下（先倒少许，以测水温），另一手拿大棉签从上到下擦洗会阴至清洁，擦干。

（5）双脚：更换盆四，铺橡胶单于床尾，泡脚，并用毛巾四擦干。

6. 穿干净衣裤。先穿上衣再穿裤子。

（1）穿衣服：先穿对侧再穿近侧（先患侧再健侧）。

（2）穿裤子：8字形穿裤法。

7. 收拾整理用物，协助患者取舒适体位，洗手。

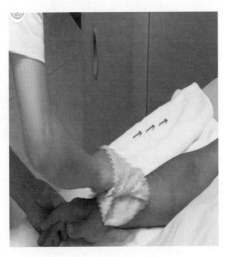

图4-1　远心端到近心端

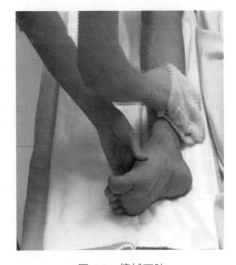

图4-2　擦拭下肢

（五）注意事项

1. 关爱长者，随时注意遮挡长者身体暴露部位，保护长者隐私，保暖。
2. 擦洗过程中观察长者的反应。
3. 洗脸、洗脚、洗会阴的盆和毛巾应分开。
4. 操作过程中可对长者进行康复锻炼。

（六）课程思政

上海松江区民政局推出关爱高龄失能长者——"爱心上门助浴"项目。助浴活动中，专业人员除了观察长者的身心、身体变化，还注意到了隐私部位的保护，让长者自在、有尊严地享受助浴的整个过程。

（沈莉娜.关心这群人洗澡问题，松江民政推出带着浴缸上门的暖心服务[EB/OL].https://www.toutiao.com/a6860373280520405511，2020-08-13/2021-03-04.）

实操四　床上擦浴的评分标准表

服务技能一级指标	分值	二级指标及关键点得分	扣分
工作准备	10	1. 操作者准备：修剪指甲；取下首饰；洗手；戴口罩。（4） 2. 用物准备：四个盆、四根毛巾、热水（40～45℃，温度扫描仪测定）、小浴巾、大浴巾、浴皂、清洁衣裤、污水桶、便盆、便盆巾、大棉签、按摩膏、垃圾桶。（6）	
操作流程	80	1. 关门窗、屏风遮挡，调节室温至24～26℃。（2） 2. 解释。（2） 3. 长者准备。（合计：11） （1）询问并帮助长者排尿；（2） （2）更换盖被为大浴巾；（2） （3）脱去衣裤；（3） （4）观察全身皮肤情况。（4） 4. 擦拭全身。（合计：55） （1）测试水温，倒热水入盆一，用温度扫描仪测定水温，40～45℃（口述）；操作者用手臂内侧测水温。（4） （2）脸部：毛巾一擦拭脸部，部位包括：眼睛内外眦、额头、脸颊、鼻翼、人中、下巴、颈部、耳后。先对侧后近侧。（5） （3）上半身：（合计：21） 　A. 上肢：擦洗顺序：远心端到近心端，擦拭后进行康复锻炼。（8） 　B. 胸腹部。（5） 　C. 背部：长者取左侧卧位，小浴巾铺于背侧和臀部下，擦洗部位包括：后颈部、背部、臀部。观察背部皮肤情况并按摩，用大鱼际从骶尾部沿脊柱两侧按摩至肩部并提肩，如此反复3～5分钟。（8） （4）擦洗下肢：更换盆二，换毛巾二。先近侧再对侧。从脚踝到髋部，并进行康复锻炼。（8） （5）清洁会阴。（合计：8） 　A. 更换盆三，换毛巾三。（2） 　B. 会阴清洁：可采用会阴擦拭或会阴冲洗。（6） 　a. 会阴擦拭：患者取屈膝仰卧位，暴露会阴部，臀下铺橡胶单和治疗巾，操作者戴手套，用毛巾三从会阴部擦至肛门。 　b. 会阴冲洗：患者取屈膝仰卧位，暴露会阴部，臀下铺橡胶单和治疗巾，护理员一手托臀，另一手将便盆放于长者臀部。戴手套，一手持量杯将温水从上倒下（先倒少许，以测水温），另一手拿大棉签从上到下擦洗会阴至清洁，擦干。 （6）更换盆四，铺橡胶单于床尾，泡脚，并用毛巾四擦干。（4） 5. 穿干净衣裤。先穿上衣再穿裤子。（合计：6） （1）穿衣服：先穿对侧再穿近侧（先患侧再健侧）。（3） （2）穿裤子：8字形穿裤法。（3） 6. 收拾整理用物、协助患者取舒适体位。（2） 7. 操作者洗手、脱口罩并记录。（2）	
综合评价	10	1. 熟练程度：操作员动作熟练、规范，在操作中运用节力原则，注重自身防护。（3） 2. 尊重长者：操作过程中勤观察、多询问，最大限度体现人文关怀。（2） 3. 保护隐私：关爱长者，随时注意遮挡长者身体暴露部位，保护长者隐私及保暖。（2） 4. 确保安全：最大限度做到对长者的安全防护。（3）	
合计	100	总分：	

裁判长：	裁判员：	核分员：	时间：

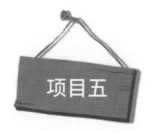

项目五

喂　食

（一）目　的

为不能自行进食的长者喂食、喂水，满足长者食欲，维持机体良好的营养状况。

操作视频

（二）用物准备

餐具（碗、汤匙、筷子）、小毛巾、餐巾、吸管、牙刷或漱口用具、洗手用具、清水、弯盘、黄色和黑色垃圾桶。

（三）操作人员准备

洗手、戴口罩。

（四）操作流程

1. 评估长者。

2. 向长者解释，洗手。

3. 长者准备。协助长者坐位或半坐卧位。手边放清洁湿润小毛巾（用于擦拭嘴部），胸前围餐巾。（图5-1）

4. 试温。用扫描仪测试温水和食物的温度。（图5-2）

5. 先喂适量温水以湿润口腔，再小口喂固体食物，偏瘫者送食入口腔健侧。

6. 小口喂食（以勺子的1/3为宜），固体、流质食物交替喂，防噎食。流质食物也可用吸管饮用。

7. 进食完毕，协助刷牙或漱口。

8. 保持进餐体位30分钟后，安置长者于舒适卧位，整理用物。

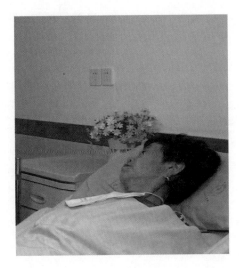

图 5-1 长者准备

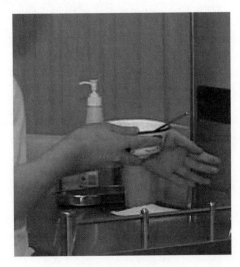

图 5-2 测温度

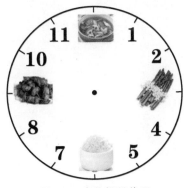

图 5-3 食物摆放位置

（五）注意事项

1. 尊重长者的习惯与喜好，尽量鼓励长者自行进食，对肢体活动不便者，可选择加长、加粗的汤勺，餐具下面以吸盘固定，以方便长者自行进食。进食过程中不催促长者，小口进食，细嚼慢咽。

2. 对吞咽困难的长者，不宜选择圆形、滑溜或黏性强的食物，食物去骨、剔刺、切细、煮软，必要时将食物加工成糊状，少食多餐，平时多饮水，避免仰卧位进食、进水，以防误吸。

3. 对视力障碍的长者，喂食时应主动告知食物的名称，以时钟平面图放置，6 点放饭，3 点、9 点放菜，12 点放汤。（图 5-3）

4. 注意食物温度，喂食前先测试温度，防止烫伤。

5. 进食半小时前停止室内清洁、铺床等工作，进食半小时前协助长者排便排尿，开窗通风，保持室内空气清新、环境整洁。

（六）课程思政

重庆市某医院老年病科 2011—2012 年 2 例老年患者（平均年龄 83 岁）在口服药物、进食时出现窒息，经抢救无效死亡。经分析发现，导致老年患者窒息的根本原因是护理员对老年患者吞咽功能评估不足。患者年龄大，多系统疾病，生理机能减退，陪护员喂食时未采取正确体位。

[夏咏梅，成艳，张洪芬，等. 老年患者喂养不当窒息案例追根分析[J].医学信息，2014（10）：153-153，154.]

实操五　喂食的评分表

服务技能一级指标	分值	二级指标及关键点得分	扣分
工作准备	10	1. 操作者准备：修剪指甲；取下首饰；戴口罩；洗手。（5） 2. 用物准备：餐具（碗、汤匙、筷子）、小毛巾、餐巾、吸管、牙刷或漱口用具、洗手用具、清水、弯盘、黄色和黑色垃圾桶等。（5）	
操作流程	80	1. 评估长者并解释。（5） 2. 环境准备：进食前半小时停止室内清洁、铺床等工作（口述）。开窗通风，保持室内空气清新、环境整洁。（10） 3. 患者准备。协助长者坐位或半坐卧位。胸前围餐巾。（10） 4. 试温。用温度扫描仪或手臂内侧测试温水和食物的温度。（5） 5. 先喂适量温水以湿润口腔。（5） 6. 小口喂食（以勺子的1/3为宜），偏瘫者送食入口腔健侧，固体、流质食物交替喂，防噎食。流质食物也可用吸管饮用。（20） 7. 进食完毕，协助刷牙或漱口，并擦拭口唇。（10） 8. 保持进餐体位30分钟后，安置长者于舒适卧位，整理用物。（10） 9. 洗手、脱口罩，做记录。（5）	
综合评价	10	1. 小口喂食：喂食过程中小口喂食，细嚼慢咽，不催促。（2） 2. 注意温度：注意食物温度，喂食前先测试温度，防止烫伤。（3） 3. 避免误吸：避免仰卧位进食、进水，以防误吸入气管。（2） 4. 交流沟通：尊重老年人，沟通语言恰当，体现人文关怀。（3）	
风险点		1. 未测试水和食物的温度。 2. 喂食前未安置合适的体位。（有以上行为之一即总体评分计0分）	
合计	100	总分：	
裁判长：	裁判员：	核分员：	时间：

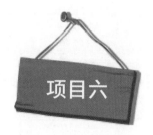

项目六

鼻饲长者喂食

（一）目　的

对不能经口进食的长者，以鼻饲灌注食物和药物，维持机体营养和治疗的需要。

操作视频

（二）用物准备

注食器、餐巾、碗、温开水、鼻饲液、纱布、夹子、别针、黄色和黑色垃圾桶。

（三）操作人员准备

洗手、戴口罩。

（四）操作流程

1. 评估长者。

2. 长者准备。向长者解释，取半卧位，抬高床头 30 ～ 45 ℃。

3. 测试温度。倒好鼻饲液和温开水，测试温度（39 ～ 41 ℃）。（图 6-1）

4. 证明胃管在胃内。餐巾垫于鼻饲管末端下，用注食器连接末端，回抽见胃液即可确认其在胃内。（图 6-2）

5. 注入鼻饲液。先注入少量温开水，观察反应，再缓慢注入鼻饲液，最后注入少量温开水冲洗鼻饲管，并用清水清洗胃管末端，每次不超过 200 ml，每 2 ～ 3 小时一次，缓慢注入，时间以 15 ～ 20 分钟为宜。

6. 结束后反折鼻饲管或塞紧管端，用纱布包好，并用别针固定在衣领处。（图 6-3）

7. 保持卧位 30 分钟后，安置长者于舒适卧位，记录鼻饲量和时间。

8. 清洗注食器，整理用物。

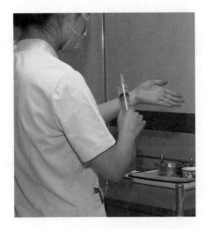

图 6-1　测温度

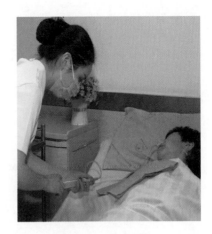

图 6-2　抽出胃液

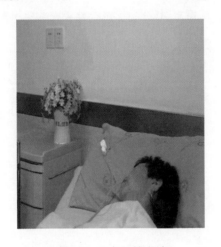

图 6-3　固定胃管末端

（五）注意事项

1. 每次鼻饲前回抽胃液，证明胃管在胃内。

2. 每次鼻饲前注入少量温开水以润滑胃管，鼻饲后注入少量温开水冲洗鼻饲管，以防管内食物残留变质引起胃肠炎。

3. 每次鼻饲前要测试鼻饲液温度，可滴少量于前臂内侧皮肤，以不感觉烫为宜。严防高温灌入而引起食道、胃黏膜烫伤。

4. 每次 200 mL 左右，灌注前回抽时如发现胃内食物残留较多，可考虑延长间隔时间或减少灌注量。

5. 注食器每次用后清洗，每日消毒。

6. 灌注速度要慢，避免快速灌入致反射性呕吐，引起长者不适。

7. 忌将药物与牛奶、茶水一起灌入，新鲜果汁与牛奶应分开注入。

8. 每日口腔清洁 2 次，如遇呕吐、鼻饲管堵塞、滑出等，及时联系护士，长期鼻饲者请护士定期更换鼻饲管。

9. 活动、翻身时要注意防止鼻饲管拉出。

（六）课程思政

患者，女，90岁，以"肺炎"收入院。2019-05-08准备给患者鼻饲饮食。病人突然出现烦躁，咳嗽，血氧饱和度由95%降至80%，立即停止鼻饲注食，通知医师，听诊有大量痰鸣音，立即给予吸痰，经口吸出大量白色黏痰约30ml，病人症状减轻，血氧饱和度升至95%。鼻饲过程中密切观察病人的变化，如出现气道分泌物增多，阻塞气道的情况应立即暂停鼻饲，并给予清除气道内分泌物。鼻饲后30分钟勿进行翻身或其他操作。

[王悦. 这个"误吸"案例，值得所有护士警惕[EB/OL]. https://mbd.baidu. com/ma/s/RmWoPzP7，2019-6-20/2019-12-19.]

实操六 鼻饲长者喂食的评分标准表

服务技能一级指标	分值	二级指标及关键点得分	扣分
工作准备	10	1. 操作者准备：修剪指甲，取下首饰，洗手，戴口罩。（6） 2. 用物准备：注食器、餐巾、碗、温开水、鼻饲液、纱布、夹子、别针。（4）	
操作流程	80	1. 评估患者并解释。（5） 2. 患者准备：取半卧位，抬高床头 30°~45 ℃。（4） 3. 测试温度：倒好鼻饲液和温开水，测试温度（39~41 ℃）。（8） 4. 证明胃管在胃内：餐巾垫于鼻饲管末端下，用注食器连接末端，回抽见胃液即可确认其在胃内。（14） 5. 注入鼻饲液。（合计：26） （1）先注入少量温开水，观察反应。（5） （2）再缓慢注入鼻饲液。（6） （3）最后注入少量温开水冲洗鼻饲管。（6） （4）用清水清洗胃管末端。（5） （5）每次不超过 200 mL，每 2~3 小时一次，缓慢注入，时间以 15~20 分钟为宜（口述）。（4） 6. 结束后反折鼻饲管或塞紧管端，纱布包好，并用别针固定在衣领处。（10） 7. 保持卧位 30 分钟后，安置长者于舒适卧位，记录鼻饲量和时间。（6） 8. 清洗注食器，整理用物。（4） 9. 操作者洗手、脱口罩并记录。（3）	
综合评价	10	1. 熟练程度：操作员动作熟练、规范，在操作中运用节力原则，注重自身防护。（3） 2. 尊重长者：操作过程中勤观察、多询问，最大限度体现人文关怀。（2） 3. 确保安全：最大限度做到对老年人的安全防护。（3） 4. 安全教育：针对老年人的健康问题及可能发生的情况开展健康教育。（2）	
风险点		1. 未测试水和食物的温度。 2. 喂食前未证明胃管在胃内。（有以上行为之一即总体评分计 0 分）	
合计	100	总分：	

裁判长：	裁判员：	核分员：	时间：

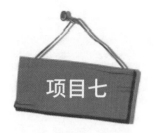

项目七

更换纸尿裤

（一）目 的

为不能自理的尿失禁长者更换纸尿裤，清洁会阴部，保持衣被整洁、干燥，预防并发症，增进舒适。

操作视频

（二）用物准备

纸尿裤、毛巾、水盆、热水、卫生纸、护理垫、医用手套、黄色和黑色垃圾桶。

（三）操作人员准备

洗手、戴口罩。

（四）操作流程

1. 评估长者及纸尿裤尿量。

2. 关门窗，调节室温。

3. 将新的纸尿裤对折，放于床尾，向长者解释，用屏风遮挡。

4. 松裤带，裤子褪至膝下，臀下铺护理垫。

5. 戴上医用手套，松开纸尿裤胶贴，放下会阴部的纸尿裤部分，用毛巾冲洗并拧干擦拭会阴部。

6. 协助长者侧卧，取下脏的纸尿裤，扔于黄色垃圾桶内，清洁臀部。（图 7-1）

7. 将新的纸尿裤摊开，后部放在长者骶尾部，两侧贴腰部，前部置于两腿之间。（图 7-2）

8. 协助长者平卧，两腿中间的纸尿裤往上拉到下腹部，把两边的胶贴对准后部两侧腰围部分，分别撕开贴牢。（图 7-3）

9. 调整腰部和腿部的褶边，避免卡住皮肤。

10. 整理衣被，安置舒适卧位。

11. 整理用物，洗手。

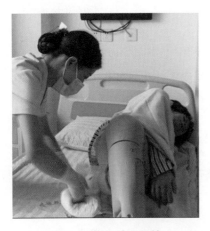

图 7-1　撤去脏尿纸裤

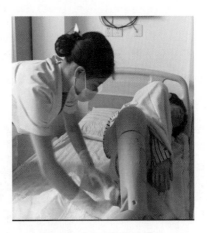

图 7-2　摊开新的纸尿裤

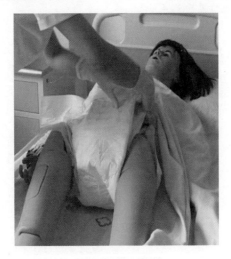

图 7-3　撕开腰部胶粘贴并粘牢

（五）注意事项

1. 注意遮盖长者，防受凉，保护隐私。

2. 选择合适型号的纸尿裤，注意腰部、腿部不要粘贴得太紧，以能放入一指为宜。

3. 注意不同性别长者纸尿裤放置的位置，女性长者大头朝后，男性长者大头朝前，防止尿液漏出。

4. 如有大便，则先用卫生纸擦净，撤离尿裤，再清洗。如局部皮肤发红，则可涂红霉素软膏、紫草油等保护。

5. 注意观察，定期更换，保持干燥，避免长时间尿液刺激引起皮肤糜烂。

（六）课程思政

局部潮湿或排泄物刺激、汗液、尿液及各种渗出物、引流液、粪便的刺激会影响皮肤的防御功能，从而容易发生压疮。此外，皮肤潮湿会增加摩擦力，加重皮肤损伤。

（张梅. 老人更换纸尿裤注意事项[EB/OL]. mp.weixin.qq.com/s, 2021-4-13/2021-5-3.）

实操七　更换纸尿裤的评分标准

服务技能一级指标	分值	二级指标及关键点得分	扣分
工作准备	10	1. 操作者准备：修剪指甲，着装整洁，洗手，戴口罩。（3） 2. 用物准备：纸尿裤、毛巾、水盆、热水、卫生纸、护理垫、医用手套、黄色和黑色垃圾桶。（4） 3. 环境准备：关闭门窗，光线充足，调节室温。（3）	
操作流程	80	1. 评估长者及纸尿裤尿量。（5） 2. 解释。（5） 3. 关门窗，用屏风遮挡。（5） 4. 将新的纸尿裤对折，放于床尾。（3） 5. 脱纸尿裤并擦拭。（合计：32） （1）松裤带，裤子褪至膝下，臀下铺护理垫。（6） （2）戴上医用手套，松开纸尿裤胶贴，放下会阴部的纸尿裤部分。（6） （3）观察会阴部及臀部皮肤情况。（4） （4）擦拭会阴部（如有大便，则先用卫生纸擦净）。（8） （5）协助长者侧卧，取下脏的纸尿裤弃于黄色垃圾桶内，清洁臀部；如局部皮肤发红，则可涂红霉素软膏、紫草油等保护。（8） 6. 穿新的纸尿裤。（合计：22） （1）将新的纸尿裤摊开，后部放在长者骶尾部，两侧贴腰部，前部置于两腿之间（女性长者纸尿裤大头朝后，男性长者大头朝前，防止尿液漏出）。（8） （2）协助长者平卧，两腿中间的纸尿裤往上拉到下腹部，把两边的胶贴对准后部两侧腰围部分，分别撕开贴牢。（8） （3）调整腰部和腿部的褶边，避免卡住皮肤。（6） 7. 整理用物，安置舒适卧位，询问患者的需求。（5） 8. 操作者洗手、脱口罩，做记录。（3）	
综合评价	10	1. 保护隐私：注意遮盖长者，防受凉，保护长者隐私。（4） 2. 熟练程度：操作员动作熟练、规范，在操作中运用节力原则，注重自身防护。（3） 3. 尊重长者：操作过程中勤观察、多询问，最大限度体现人文关怀。（3）	
合计	100	总分：	

裁判长：	裁判员：	核分员：	时间：

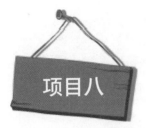

项目八

为留置导尿的长者进行尿道口护理

操作视频

（一）目　的

预防尿路感染。

（二）用物准备

碘伏、棉签、弯盘、医用手套、便盆、便盆巾、黄色和黑色垃圾桶、集尿袋、治疗巾。

（三）操作人员准备

洗手、戴口罩。

（四）操作流程

1. 评估长者。

2. 向长者解释。

3. 关门窗，用屏风遮挡。

4. 长者准备：脱去裤子至脚踝，屈膝仰卧位。

5. 尿道口消毒：每日两次，女性（尿道口、外阴），男性（尿道口、阴茎头及包皮）。（图 8-1、图 8-2）

6. 导尿管暴露在体外的部分，每日消毒两次。

7. 更换集尿袋：3 天更换一次。

（1）观察尿液的颜色、形状、尿量。

（2）排空余尿。打开尿袋放尿端口排空尿袋余尿，关闭尿端口。

（3）关闭引流管上的开关。

（4）铺治疗巾于床沿，取出备好的集尿袋，平铺在尿管和尿袋连接处下面。

（5）戴手套，反折留置导尿管开口上端3～5厘米处，分离留置尿管和尿袋。换下尿袋扔入黄色垃圾桶。

（6）用碘伏消毒导尿管端口，连接尿管和新尿袋，并关闭尿袋放尿端开关。

（7）观察引流情况。

（8）收拾整理用物，洗手，做记录。

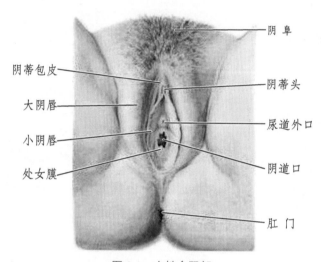

图 8-1　女性会阴部

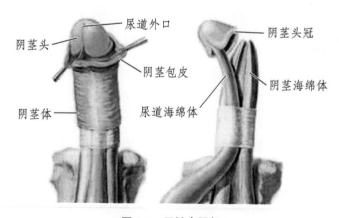

图 8-2　男性会阴部

（五）注意事项

1. 防止泌尿道感染的措施。

（1）保持尿道口清洁，每天 1 ~ 2 次。

（2）每周更换集尿袋 1 ~ 2 次，若有尿液性状、颜色改变，则需及时更换。

（3）尿管的更换，定期更换尿管，根据尿管的材质，一般 1 ~ 4 周更换一次。

（4）留置导尿期间，若病情允许，每日摄入 2000 mL 以上水分，以达到冲洗尿道的目的。

2. 训练膀胱反射功能，可采用间歇性夹管方式。夹闭导尿管，每 3 ~ 4 小时开放 1 次。

3. 注意长者的主诉和观察尿液的情况，发现尿液混浊、沉淀、有结晶时应及时处理，每周检查尿常规一次。

（六）课程思政

孙思邈与导尿术

孙思邈，一生以解除病人痛苦为唯一职责，是我国医德思想的创始人。相传曾有一位病人因其腹胀难受找到孙思邈，说自己的尿脬（膀胱）都快要胀破了，十分痛苦。孙思邈仔细观察该病人，只见他双手捂着高高隆起的腹部，呻吟不止。孙思邈猜想：排不出尿大概是由于排尿口不畅，尿脬盛不下这么多尿，吃药恐怕来不及了。于是，他用一根细葱管切下尖头，插入病人尿道，并鼓足两腮，用劲一吹，病人的尿液从葱管里缓缓流了出来。孙思邈崇高的医德和高超的技术，病人解决了痛苦，令人钦佩。

（李小寒，尚少梅. 基础护理学[M]. 第 6 版. 北京：人民卫生出版社，2017：330.）

实操八 为留置导尿的长者进行尿道口护理的评分标准表

服务技能一级指标	分值	二级指标及关键点得分	扣分
工作准备	10	1. 操作者准备：洗手，戴口罩，戴手套。（4） 2. 用物准备：碘伏、棉签、弯盘、医用手套、便盆、便盆巾、黄色和黑色垃圾桶、集尿袋、治疗巾。（6）	
操作流程	80	1. 评估并解释。（5） 2. 环境准备：关门窗、调节室温、遮挡患者。（3） 3. 患者准备：脱去裤子至脚踝，屈膝仰卧位。（3） 4. 消毒。（合计：25） （1）尿道口消毒：每日两次（口述），女性（尿道口、外阴），男性（尿道口、阴茎头及包皮）。（15） （2）导尿管暴露在体外的部分，每日消毒两次。（10） 5. 更换集尿袋。（合计：41） （1）观察尿液，包括颜色、形状、尿量。（5） （2）排空余尿。打开尿袋放尿端口排空尿袋余尿，关闭尿端口。（5） （3）关闭引流管上的开关。（5） （4）铺治疗巾于床沿，取出备好的集尿袋，平铺在尿管和尿袋连接处下面。（5） （5）取下尿袋。戴手套，反折留置导尿管开口上端3~5厘米处，分离留置尿管和尿袋。换下尿袋扔入黄色垃圾桶。（8） （6）连接新尿袋。用碘伏消毒导尿管端口，连接尿管和新尿袋，并关闭尿袋放尿端开关。（8） （7）观察引流情况，确保引流通畅。（5） 6. 收拾整理用物，洗手，做记录。（3）	
综合评价	10	1. 保护隐私和保暖：注意遮盖长者，冬天注意保暖、防受凉，保护隐私。（3） 2. 质量标准：动作轻柔无损伤，病人舒适，确保安全；用物齐全，处理规范。（4） 3. 交流沟通：关心病人，护患沟通有效，充分体现人文关怀。（3）	
合计	100	总分：	

裁判长：	裁判员：	核分员：	时间：

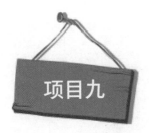

项目九

协助翻身

（一）目 的

协助长者更换体位，使长者舒适；促进血液循环，避免局部皮肤长期受压，预防压疮。

操作视频

（二）用物准备

翻身用软枕三个，或专用翻身枕，必要时备干净衣裤、床单。

（三）操作人员准备

洗手、戴口罩。

（四）操作流程

1. 评估并向长者解释。

2. 松开盖被，放平床头、床尾，拉起对侧床栏。

3. 协助长者取屈膝仰卧位。

4. 协助长者取侧卧位：护理人员一手托住长者颈肩部，另一手托腰部，将长者上半身抬起、移向近侧（图 9-1）。长者双手交叉放于胸前，护理人员一手扶长者肩部，另一手扶髋部，将长者轻轻翻身至对侧。（图 9-2）

5. 观察长者背部皮肤，整理衣服，注意保暖。

6. 在长者的背部、胸部各放一软枕，上侧腿略向前方屈曲，两膝之间，垫以软枕。

7. 整理床单位，根据需要支起床头、床尾支架，拉好床栏。

8. 洗手，做记录。

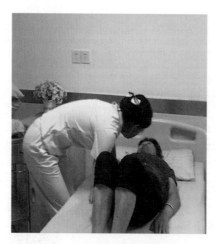

图 9-1　协助长者移向近侧

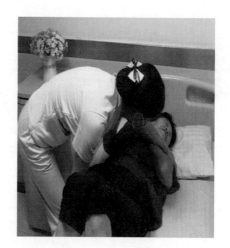

图 9-2　协助长者翻至对侧

（五）注意事项

1. 对于昏迷、无意识等无变换卧位能力的长者，根据病情需要，定时翻身，一般间隔时间不超过 2 小时并做好记录。

2. 注意遮盖长者，冬天注意保暖、防受凉，保护隐私。

3. 给骨折长者翻身时，遵医嘱进行，注意保护骨折肢体，防止骨折移位。

4. 长者身上有导管时，要先固定后翻身，防止脱落。

5. 长者肢体能活动无禁忌者，移位时嘱长者做相应的协助。

6. 翻身时要注意保持床褥整洁、干燥、平整，翻身与预防压疮和背部按摩等相结合。

7. 翻身时拉起对侧床栏，严防坠床。

（六）课程思政

年逾六十的张大爷因行动不便入住养老院，却从床上坠落，不久后去世。老人的家属将养老院告上法庭，并索赔 30 万元。

法槌定音：2015 年 7 月，北京一中院终审认定，养老院未尽基本安全保障义务，应赔偿死者家属各项损失共 14 万元。法条链接：《最高人民法院关于审理人身损害赔偿案件适用法律若干问题的解释》第 6 条，《侵权责任法》第三十七条、第五十四条。（仟律网 2020-05-31）

根据《侵权责任法》第五十四条规定，患者在诊疗活动中受到损害，医疗机构其医务人员有过错的，由医疗机构承担赔偿责任。

[冯立华. 老人坠床谁之过? [J]. 中国卫生人才，2018，247（11）：50-51.]

实操九　协助翻身的评分标准表

服务技能 一级指标	分值	二级指标及关键点得分	扣分
工作 准备	10	1. 护理员准备：修剪指甲，着装整洁，洗手。（4） 2. 用物准备：翻身用软枕三个，或专用翻身枕，必要时备干净衣裤、床单。（6）	
操作 流程	80	1. 评估并解释。（5） 2. 环境准备：关闭门窗，屏风遮挡，光线充足，调节室温。（5） 3. 松开盖被，放平床头、床尾，拉起对侧床栏。（12） 4. 协助长者取屈膝仰卧位。 5. 协助长者取侧卧位：护理人员一手托住长者颈肩部，另一手托腰部，将长者上半身抬起、移向近侧。长者双手交叉放于胸前，护理人员一手扶长者肩部，另一手扶髋部，将长者轻轻翻身至对侧。（20） 6. 观察长者背部皮肤，整理衣服，注意保暖。（10） 7. 在长者的背部、胸部各放一软枕，上侧腿略向前方屈曲，两膝之间，垫以软枕。（13） 8. 整理床单位，根据需要支起床头、床尾支架，拉好床栏。（5） 9. 洗手、做记录。（5）	
综合 评价	10	1. 保护隐私和安全：注意遮盖长者，冬天注意保暖、防受凉，保护隐私。（3） 2. 质量标准：动作轻柔无损伤，病人舒适，确保安全；用物齐全，处理规范。（4） 3. 护患沟通：关心病人，护患沟通有效，充分体现人文关怀。（3）	
风险点		翻身时未拉起对侧床栏。（有此行为即总体评分计0分）	
合计	100	总分：	

裁判长：	裁判员：	核分员：	时间：

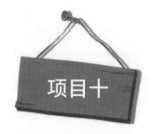

项目十

协助长者移向床头

（一）目 的

协助长者移向床头，使长者舒适。

操作视频

（二）用物准备

必要时备干净衣裤、床单。

（三）操作人员准备

洗手、戴口罩。

（四）操作流程

1. 评估长者并解释。

2. 关门窗，调节室温。

3. 松开盖被，放平床头、床尾支架。

4. 移枕竖于床头。

5. 移向床头。

（1）方法一：一人移向床头：长者仰卧，屈膝，双足蹬床面，双手拉床头栏杆。操作人员一手托肩背，一手托臀部，与长者同时用力，协同移向床头。（图10-1）

（2）方法二：两人协助移向床头：操作人员甲乙位于同侧。长者取仰卧位，双手放于腹部。操作人员甲一手托肩背，一手托腰部；操作人员乙一手托臀部，一手托腘窝。甲乙一起向上用力，把长者移向床头。（图10-2）

（3）方法三：操作人员甲乙位于两侧。长者取仰卧位，双手放于腹部。操作人员甲、乙一手托肩背，一手托臀部，颈肩部和臀部的手交叉，一起向上用力，把长者移向床头。（图10-3）

6. 移枕于头下，整理衣被，安置体位。

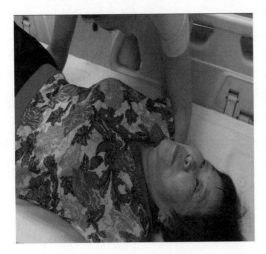

图 10-1　方法一

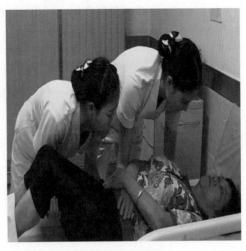

图 10-2　方法二

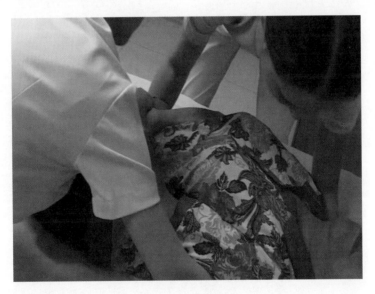

图 10-3　方法三

（五）注意事项

1. 注意遮盖长者，冬天注意保暖、防受凉，保护隐私。
2. 头与床之间置枕头，用力适当，防头部撞伤。
3. 长者身上有导管时，要先固定好导管再移动长者，防止脱落。
4. 长者不可用力过度，有心血管疾病的长者慎用力，可两人协同帮助移位。

5. 注意保持床褥整洁、干燥、平整，预防压疮。

半卧位时，可适当抬高床尾，以防止下滑。

（六）课程思政

由于大小便浸湿床褥未及时更换、长时间刺激肛周及会阴部皮肤，引起臀部潮湿，形成压疮。护理人员在对长期卧床或者病情危重的长者进行护理时，应强化工作责任心，落实基础护理，及时检查并更换受污染的床单位，保持床褥整洁，干燥，从而预防压疮的发生。

[王彩凤，巫向前. 压疮形成机制研究进展. 护理学杂志[J]. 2007，22（1）：74.]

实操十　协助长者移向床头的评分标准表

服务技能一级指标	分值	二级指标及关键点得分	扣分
工作准备	10	1. 操作者准备：仪表端庄，服装整洁，剪指甲，洗手，戴口罩。（6） 2. 用物准备：必要时备干净衣裤、床单（口述）。（4）	
操作流程	80	1. 评估长者并解释。（2） 2. 关门窗，调节室温。（2） 3. 松开盖被，放平床头、床尾支架。（3） 4. 移枕竖于床头。（3） 5. 移向床头。三种方法，根据长者情况选择合适的方法。（合计：60） （1）方法一：一人移向床头： A. 长者仰卧，屈膝，双足蹬床面，双手拉床头栏杆。（20） B. 操作人员一手托肩背，一手托臀部。（20） C. 与长者同时用力，协同移向床头。（20） （2）方法二：两人同侧协助移向床头： A. 操作人员甲乙位于同侧。（10） B. 长者取仰卧位，双手放于腹部。（10） C. 操作人员甲一手托肩背，一手托腰部。（10） D. 操作人员乙一手托臀部，一手托腘窝。（10） E. 一起向上用力，把长者移向床头。（20） （3）方法三：两人两侧协助移向床头： A. 操作人员甲乙位于两侧。（10） B. 长者取仰卧位，双手放于腹部。（10） C. 操作人员甲、乙一手托肩背，一手托臀部。（20） D. 颈肩部和臀部的手交叉。（10） E. 一起向上用力，把长者移向床头。（10） 6. 移枕于头下，整理衣被，安置体位。（7） 7. 洗手、脱口罩，做记录。（3）	
综合评价	10	1. 保护隐私和保暖：注意遮盖长者，冬天注意保暖、防受凉，保护隐私。（3） 2. 熟练程度：程序正确，操作规范，动作熟练，节力。（2） 3. 确保安全：动作轻柔无损伤，病人舒适，确保长者安全。（3） 4. 交流沟通：关心病人，护患沟通有效，充分体现人文关怀。（2）	
合计	100	总分：	

裁判长：	裁判员：	核分员：	时间：

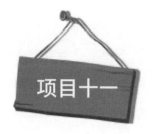

项目十一

拐杖使用

（一）目　的

协助一侧下肢无力或功能障碍的长者离床活动。

（二）用物准备

手杖、腋杖。

（三）操作人员准备

洗手、戴口罩。

操作视频

（四）操作流程

1. 准备合适的手杖或腋杖并检查。

2. 向长者解释。

（1）手杖使用：遵循"手杖、患侧、健侧"的顺序前行。站立，手杖置于健侧上肢。重心在健侧下肢，手杖向前挂出一步，患侧向前迈出一步，重心转移到患侧与手杖上，健侧跟上。上楼时，手杖放在上一个台阶上，健侧先上，患侧跟上；下楼时，手杖先放在下一个台阶上，先下患侧，再下健侧。（图11-1、图11-2）

（2）腋杖使用：患脚不着地的行走方法——双侧腋杖同时向前一步，患脚腾空，健脚跟上。患脚可着地的行走方法——①四点法：右拐前移，迈左脚，移左拐，右脚跟上。②三点法：两侧腋杖与患脚同时向前，健脚跟上。③二点法：同时出一侧拐杖和对侧脚，再出另外一侧拐杖和另一脚。使用腋杖上楼时，健脚先上，然后患脚与左右腋杖同时上；下楼时，两腋杖同时先下，患脚下移，健脚跟上。

3. 熟练使用前，应有人扶持或陪伴，防止跌倒。

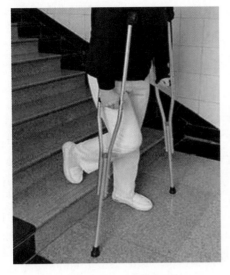
图 11-1　下楼梯

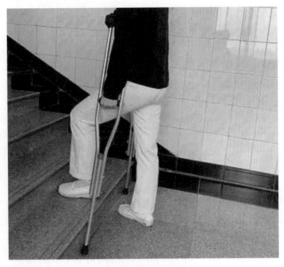
图 11-2　上楼梯

（五）注意事项

1. 腋杖适用于上肢功能良好者。使用时要用手臂支托身体的重量，上端接触腋窝部位要有软垫，避免用腋窝支撑重量。

2. 选择适合长者的手杖或腋杖两手按手柄时可以弯曲约成30°角。使用腋杖前，调整腋杖高度，站立时腋杖头离腋下2~3厘米，两手按手柄时，前臂与拐杖约成30°角。手杖高度以手臂下垂时手腕到地面的距离为宜。

3. 检查拐杖有无损坏和故障，拐杖与地面摩擦力是否够大。

4. 手杖使用在健侧上肢，先移动手杖，调整好重心后再移动脚步。

5. 保证周围环境无障碍。熟练使用前，应有人扶持或陪伴，防止跌倒。

（六）课程思政

健康宣教要点：

1. 扶拐行走前患者的准备：首先指导患者在床上进行上肢肌力的锻炼，并协助患者逐渐半卧位直至能保持端坐位。

2. 床边站立练习：协助患者靠床边站立，练习正确的站立姿势，例如抬头挺胸，缩腹，骨盆向内倾斜，膝关节弯曲5°，站直等。逐渐适应并能直立站稳而无头晕、目眩、血压下降等因体位改变而出现的不适症状为止，方可练习迈步行走。

3. 卧床患者下肢肌力的锻炼：练习股四头肌等长、等张收缩，直至健肢力量足以支撑身体重量。

（高小雁，冯乐玲，谭晓菊. 骨科支具护理操作规范[M]. 北京：北京大学医学出版社有限公司，2019：126.）

实操十一　拐杖使用的评分标准表

服务技能一级指标	分值	二级指标及关键点得分	扣分
工作准备	10	1. 操作者准备：修剪指甲、洗手、戴口罩。（6） 2. 用物准备：手杖、腋杖。（4）	
操作流程	80	1. 评估并解释。（5） 2. 再次检查手杖或腋杖。（5） 3. 拐杖包括手杖和腋杖，根据病人需要任选一种方法即可。（合计：60） （1）手杖使用：遵循"手杖、患侧、健侧"的顺序前行。（合计：60） A. 站立，手杖置于健侧上肢，重心在健侧下肢。（10） B. 手杖向前拄出一步。（10） C. 患侧向前迈出一步。（10） D. 重心转移到患侧与手杖上，健侧跟上。（10） E. 使用手杖上下楼：上楼梯时，手杖放在上一个台阶上，健侧先上，患侧跟上；下楼梯时，手杖先放在下一个台阶上，患侧先下，再下健侧。（20） （2）腋杖使用，任选一种。（合计：60） A. 患脚不着地的行步方法：双侧腋杖同时向前一步，患脚腾空，健脚跟上。（40） 使用腋杖上下楼：上楼梯，两侧腋杖先上，患脚腾空，健脚跟上。下楼梯，两腋杖同时先下，患脚腾空，健脚跟上。（20） B. 患脚可着地的行走方法：a. 四点法。右拐前移，迈左脚，移左拐，右脚跟上。b. 三点法。两侧腋杖与患脚同时向前，健脚跟上。c. 二点法。右腋杖与右脚同时移动。（40） 使用腋杖上下楼：上楼梯，健脚先上，然后患脚与左右腋杖同时上下楼梯，下楼梯时两腋杖先下，患脚下移，健脚跟上。（20） 4. 未熟练使用前，应有人扶持或陪伴，防止跌倒。（10）	
综合评价	10	1. 检查工具和环境：检查拐杖有无损坏和故障，拐杖与地面摩擦力是否够大。（3） 2. 确保安全：病人在使用腋杖进行功能锻炼时，护理人员必须评估病人病情，保证周围环境无障碍，确保患者安全。（4） 3. 交流沟通：关心病人，护患沟通有效，充分体现人文关怀。（3）	
风险点		长者在使用拐杖过程中跌倒。（有以上情况即总体评分计0分）	
合计	100	总分：	
裁判长：		裁判员：	核分员：	时间：

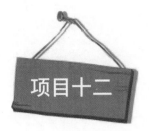
助步器使用

（一）目　的

帮助长者行走，锻炼肢体功能。

（二）用物准备

助步器。

操作视频

（三）操作人员准备

洗手、戴口罩。

（四）操作流程

1. 评估并向长者解释。

2. 协助长者平稳站立。

3. 双手放在助步器扶手上，身体略向前倾。

（1）无轮子的助步器（步行式助行器）：举起助步器放于前方约 15 厘米处，放稳，患脚前行，健脚跟上。（图 12-1）

（2）有轮子的助步器（轮式助行器）：推动助步器向前方约 15 厘米，放稳，患脚前行，健脚跟上。（图 12-2）

4. 指导长者循序行走，每天定时锻炼。

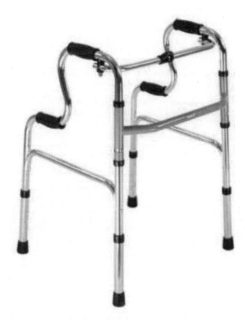

图 12-1 步行式助行器使用

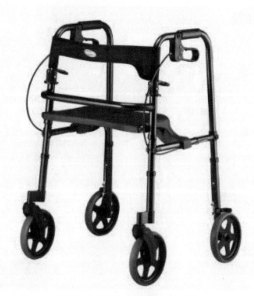

图 12-2 轮式助行器使用

（五）注意事项

1. 周围地面平整无障碍。

2. 带轮子的助步器移动方便，但稳定性差，要注意陪护，最好使用带刹车的助步器，防止意外。

3. 无轮助步器在举起前行时，要注意防止长者站立不稳而跌倒。

4. 熟练使用前，应有人扶持或陪伴，防止跌倒。护理员应立于长者患侧，协助长者。

5. 按医护人员制订的康复计划进行训练，避免长者疲劳。

6. 步行式助步器适用于下肢功能轻度损害的长者；轮式助行器适用于上下肢功能均较差的长者。

7. 注重与长者的沟通。

（1）与长者建立良好的护患关系是协助长者使用助行器的关键，需要长者的密切配合，锻炼应循序渐进。

（2）在照顾老年人时，尤其要注重沟通技巧，由于长者的感觉、知觉、记忆力、思维能力、智力等方面都发生了变化，心理状态也可能发生改变。护士与长者的沟通应把重点放在非语言沟通上，这将使沟通更具表现力和亲和力。

实操十二 助步器使用的评分标准表

服务技能一级指标	分值	二级指标及关键点得分	扣分
工作准备	10	1. 操作者准备：修剪指甲，洗手，戴口罩。(6) 2. 用物准备：助步器。(4)	
操作流程	80	1. 评估并向长者解释。(5) 2. 确保周围地面平整无障碍。(10) 3. 协助长者平稳站立。(10) 4. 护理员应立于长者患侧，协助长者。(10) 5. 使用助步器行走。(合计：35) (1) 指导长者双手放在助步器扶手上，身体略向前倾。(15) (2) 不同类型助步器的使用方法，选一种即可。(15) A. 无轮子的助步器（步行式助行器）： a. 举起助步器放于前方约15厘米处。(10) b. 放稳。(5) c. 患脚前行，健脚跟上。(10) B. 有轮子的助步器（轮式助行器）： a. 推动助步器向前约15厘米。(10) b. 放稳。(5) c. 患脚前行，健脚跟上。(10) 6. 收拾整理用物，交代注意事项。(5) 7. 洗手、脱口罩，做记录。(5)	
综合评价	10	1. 尊重长者：关爱长者，与长者有很好的沟通交流。(3) 2. 确保安全：检查拐杖有无损坏和故障，确保周围环境无障碍。熟练使用前，应有人扶持或陪伴，防止跌倒。最大限度保障长者安全。(4) 3. 评估病情：长者在使用助步器进行功能锻炼时，护理人员必须评估病人病情。(3)	
风险点		长者在使用助步器的过程中跌倒。(有以上情况即总体评分计0分)	
合计	100	总分：	

裁判长：	裁判员：	核分员：	时间：

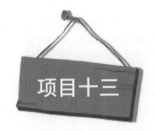

项目十三

轮椅使用

操作视频

（一）目　的

安全移动长者，扩大长者活动范围，扩大长者社交和户外活动需要。

（二）用物准备

轮椅、外衣，必要时备毛毯。

（三）操作人员准备

洗手、戴口罩。

（四）操作流程

1. 评估并向长者解释。

2. 准备并检查轮椅性能。

3. 推轮椅至床旁，使椅背与床尾平齐，拉起车闸，固定轮椅，翻起脚踏板。（图13-1）

4. 协助长者卧于床边，屈膝。护理员一手置颈肩部，一手置于长者远侧膝外侧，扶长者坐起。协助穿鞋。

5. 让长者双手搭在护理员的肩上，护理员的双手扶住长者的腰部，双脚和双膝抵住长者双脚、双膝的外侧（或一脚伸入长者双膝之间），协助长者站立，旋转身体，坐于轮椅上。（图13-2）

6. 调整坐姿，翻下脚踏板，系好安全带，根据需要盖上毛毯。松刹车，推轮椅。

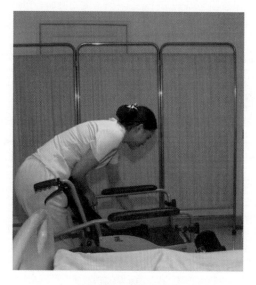
图 13-1　固定轮椅

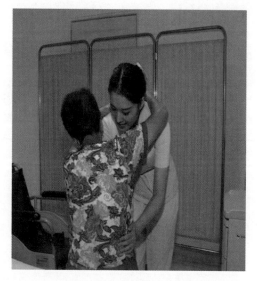
图 13-2　协助长者站立

（五）注意事项

1. 动作轻、稳、熟练，关爱长者，与长者进行良好的沟通。

2. 根据长者情况选择合适的轮椅，使用前检查轮椅各部件，检查轮胎、刹车、脚踏板和安全带是否完好。

3. 上下轮椅时应先拉刹车，以固定轮椅，推轮椅动作轻稳，严防长者跌倒。

4. 推轮椅上台阶时先上前轮，再上后轮；下台阶时先下后轮，再下前轮。上台阶时轮椅正对台阶，踩下后倾杆，轮椅后倾、前推。

5. 上斜坡时，长者靠后坐稳，推轮椅前行；下斜坡时，调转轮椅倒推下行，随时观察长者身后情况。

6. 上下台阶及上下坡推行时注意安全，如长者较重，道路坡度较大，应请人帮助，合力推动轮椅。

7. 长时间坐轮椅者，臀下垫气垫，每隔 1 小时用双手支撑身体，使臀部离开片刻，防压疮。

8. 扶长者坐立、站立，动作宜慢，防止直立性低血压。

9. 进电梯时，养老护理员将长者倒推入电梯。

（六）课程思政

现年87岁的李奶奶从10年前就瘫痪卧床，生活不能自理，且丧失了语言功能，需要专人照顾。2020年1月，家人经某家政保姆服务中心介绍，请来黄女士专门负责护理老人的日常生活。2月28日晚，家属发现老人臀、腿处出现了异常肿胀，后经诊断为右侧股骨转子间粉碎性骨折。据了解，是黄女士在将老人抱上轮椅时不慎将其摔落导致。养老事业是一项功德无量的软科技事业，针对养老护理员，我们应倡导其培养科学的照护理念，提升专业的照护技能。

（骆一歌. 保姆忘拉轮椅手刹，87岁老太摔成骨折[EB/OL]. https://www. toutiao. com/a6891832978809291272，2020-11-06/2021-03-04.）

实操十三　轮椅使用的评分标准表

服务技能一级指标	分值	二级指标及关键点得分	扣分
工作准备	10	1. 操作者准备：着装整齐，修剪指甲，七步洗手，戴口罩。（3） 2. 环境准备：移开障碍物，保证环境宽敞。（3） 3. 物品准备：轮椅、外衣，必要时备毛毯（4）	
操作流程	80	1. 评估长者并解释。（5） 2. 再次检查轮椅性能。（5） 3. 推轮椅至床旁，使椅背与床尾平齐，拉起车闸，固定轮椅，翻起脚踏板。（15） 4. 协助长者卧于床边，屈膝。护理员一手置颈肩部，一手置长者远侧膝外侧，扶长者坐起。协助穿鞋。（15） 5. 扶长者坐于轮椅上。（合计：20） （1）让长者双手搭在护理员的肩上。（5） （2）护理员的双手扶住长者的腰部。（5） （3）双脚和双膝抵住长者双脚、双膝的外侧（或一脚伸入长者双膝之间）。（5） （4）协助长者站立，旋转身体，坐于轮椅上。（5） 6. 调整坐姿，翻下脚踏板，系好安全带，根据需要盖上毛毯。松刹车，推轮椅。（10） 7. 场景设置。（随机选一种进行考核）（10） （1）场景一：上台阶（10） 轮椅正对台阶，踩下后倾杆，轮椅后倾、前推。 （2）场景二：进电梯（10） 养老护理员将长者倒推入电梯。 （3）场景三：下坡（10） 养老护理员调转轮椅倒推下行，随时观察身后情况。	
综合评价	10	1. 尊重长者：操作过程中勤观察、多询问，最大限度体现人文关怀。（3） 2. 保障安全：最大限度保障患者安全。（4） 3. 自身防护：护理员在操作中运用节力原则，注重自身防护。（3）	
风险点		操作过程中导致长者跌倒、碰伤、刮伤等意外。（有以上情况之一总体评分计0分）	
合计	100	总分：	

裁判长：	裁判员：	核分员：	时间：

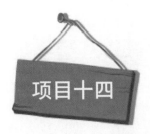

项目十四

血压测量（上臂式电子血压计）

（一）目　的

监测长者血压，为治疗护理提供依据。

操作视频

（二）用物准备

上臂式电子血压计、笔、记录本。

（三）操作人员准备

洗手、戴口罩。

（四）操作流程

1. 准备用物，向长者解释。

2. 询问活动情况，放松身心。

3. 长者准备：帮助长者卷起一只手袖子（如右手），露臂，手掌向上，肘部伸直，肱动脉与心脏齐平。（图 14-1）

4. 触摸肱动脉是否搏动良好。

5. 系好袖带。解开袖带，驱尽袖带内的空气，右臂带上袖带，平整置于上臂中部，下缘距离肘窝 2～3 厘米，让气管接口在中指延长线上，松紧以能伸进一只手指为宜。（图 14-2）

6. 按下开关，交代长者保持安静。

7. 告知长者，整理用物。

8. 洗手、脱口罩并做记录。

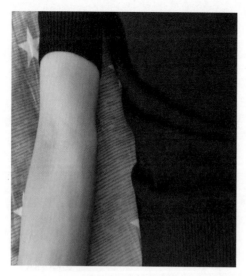

图 14-1　肱动脉与心脏平齐

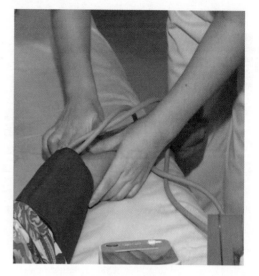

图 14-2　戴袖带

（五）注意事项

1. 测量前休息 5 ~ 10 分钟，剧烈活动后休息 30 分钟，测量时身心放松，环境安静。
2. 偏瘫患者测量健侧。
3. 根据实际情况选择血压计类型，定期检查。
4. 长期观察血压应做到四定：定部位、定体位、定血压计、定时间。
5. 注意袖带松紧适当，以能伸入一指为宜，以免影响结果。

实操十四　血压测量（上臂式电子血压计）的评分标准表

服务技能一级指标	分值	二级指标及关键点得分	扣分
工作准备	10	1. 操作者准备：修剪指甲、着装整洁、洗手、戴口罩。（4） 2. 用物准备：上臂式血压计、笔、记录本。（6）	
操作流程	80	1. 评估并解释。（5） 2. 询问活动情况，确保长者身心放松。（5） 3. 长者准备：帮助长者卷起一只手袖子（如右手），露臂，手掌向上，肘部伸直，肱动脉与心脏平齐。（10） 4. 戴血压计。（合计：30） （1）解开袖带，驱尽袖带内的空气。（10） （2）右臂带上袖带，下缘距离肘窝2~3厘米。（10） （3）松紧以能伸进一只手指为宜。（10） 5. 测量血压值。交代长者保持安静，按下开关，待血压计测出血压值。（10） 6. 取下血压计，排除袖带内气体，确保皮管不扭曲。（10） 7. 告知长者，整理用物。（5） 8. 洗手、脱口罩并记录。（5）	
综合评价	10	1. 交流沟通：关心长者，养老护理员和长者沟通有效，充分体现人文关怀。（3） 2. 熟练程度：程序正确，操作规范，动作熟练。（4） 3. 动作轻柔无损伤，长者舒适，确保长者安全。（3）	
合计	100	总分：	

裁判长：	裁判员：	核分员：	时间：

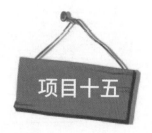

项目十五

口服给药

（一）目 的

按医嘱正确为长者实施口服给药，并观察药物作用。

操作视频

（二）用物准备

护理人员摆放、分发的药物、温开水、小药卡 。

（三）操作人员准备

洗手、戴口罩。

（四）操作流程

1. 评估长者。

2. 核对医嘱、查对用法。

3. 了解长者身体情况和用药情况。

4. 再次核对药物及用法。

5. 协助长者取舒适体位，倒温开水，先喂温开水 1 再协助长者服药，服药后保持卧位 10～15 分钟。

6. 检查长者口腔有无药物。（图 15-1）

7. 收回药杯，再次核对用药，告知注意事项，观察反应。

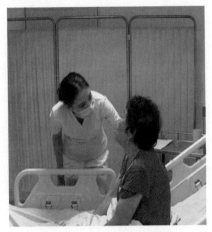

图 15-1　检查口腔有无药物

（五）注意事项

1. 遵医嘱服药，核对药物的药名、浓度、剂量、用法，保证正确给药。

2. 如液体不足 1 mL，则用滴管吸取。

3. 服药后，如无特殊禁忌者，一般饮水 200 mL 左右，以利于药物吸收。

4. 凡是标签不清楚、变色、变潮、有异味、溶液出现絮状物、超过有效期的药物都不能使用。

5. 摆放、分发药物主要由护士负责，养老护理员主要协助长者服药。

6. 不可以茶水、咖啡或牛奶送服。不可将许多药物一口吞入，以免造成吞咽困难、误吸或恶心呕吐等。服用多种药物时，注意药物之间的配伍禁忌，必要时分次间隔服用。

7. 正确取药：固体药用药匙取，必要时研碎，放入药杯；液体药先摇匀，用量杯取后倒入药杯；配油剂时先在药杯内倒入少量水，再用滴管吸取。

（六）课程思政

错服、误服药会导致药物中毒和带来一系列不良后果。

上海浦东的一家药店忙中出错，给糖尿病患者多配了药物，得知病人一旦错服，可能造成不可预知的后果，浦东警方接到药店求助立即行动，5 小时内辗转找到了购药人，避免了一次用药意外。

（徐徐．好险！上海一药房发错药品，警方争分夺秒闪电式找人 [EB/OL].
https://m.sohu.com/a/423628457_391464，2020-10-10/2021-03-04.）

实操十五　口服给药的评分标准表

服务技能一级指标	分值	二级指标及关键点得分	扣分
工作准备	10	1. 操作者准备：修剪指甲、着装整洁，洗手、戴口罩。（4） 2. 物品准备：护理员摆放分发的药物，温开水，小药卡。（6）	
操作流程	80	1. 向长者解释。（5） 2. 严格查对，核对服药本、小药卡。（10） 3. 了解长者身体情况和用药情况。（10） 4. 再次核对药物及用法。（10） 5. 协助长者服药。（合计：15） （1）协助长者取舒适体位。（5） （2）先喂温开水，再协助长者服药。（5） （3）服药后保持卧位10～15分钟。（5） 6. 检查长者口腔有无药物。（10） 7. 收回药杯，再次核对用药。（10） 8. 收拾整理用物、告知注意事项，观察反应。（5） 9. 洗手、脱口罩并记录。（5）	
综合评价	10	1. 交流沟通：关心病人，护患沟通有效，充分体现人文关怀。（3） 2. 确保安全：喂药前后均核对药物和用法，最大限度保障长者安全。（4） 3. 质量标准：动作轻柔，用物齐全，处理规范。（3）	
风险点		未按操作流程核对药品（发药前、中、后）。（有以上情况即总体评分计0分）	
合计	100	总分：	

裁判长：	裁判员：	核分员：	时间：

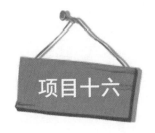

项目十六

为卧床长者更换床单位

操作视频

（一）目　的

保持床铺整洁、干燥，增进长者舒适感。

（二）用物准备

大单、护理垫（中单）、枕套、被套、床刷、床刷套。黄色垃圾桶、扫床车。

（三）操作人员准备

洗手、戴口罩。

（四）操作流程

1. 备齐用物，床单正确折叠（口诀：左交右，右交左，下交上，上交下，下交上）。

2. 关门窗，调节室温，必要时用屏风遮挡。

3. 解释及床的处置：向长者解释。放平床头、床尾支架，移开床旁桌椅。

4. 长者准备：翻身至对侧侧卧。（图16-1）

5. 换掉脏床单：松开近侧床单，将脏护理垫向上卷起，将脏床单向上卷起塞至床中线。扫净床垫，从床头扫至床尾。

6. 更换干净床单。打开干净床单（分别对齐床的竖中线、横中线），对侧向下卷入长者身下，铺好近侧床单。先铺床头再铺床尾，再拉平中间塞于床垫下。角的折法：远离床栏的手抬起床垫，靠近床栏的手过中线把床单平铺于床垫下，远离床沿的手将大单提起呈等边三角形，将下角塞于床垫下，再将上角塞于床垫下。（图16-2）

7. 更换新的护理垫。取新的护理垫放于大单上，对侧向上卷起，近侧铺平。

8. 铺对侧护理垫和大单。长者翻身至对侧，松开另一侧床单，将脏的护理垫向内卷起扔于黄色垃圾桶内，脏大单向内卷起扔于污物桶内。从床头到床尾扫净床褥，拉出干净的护理垫和大单铺好。

9. 更换被套。长者平卧,平铺脏盖被;打开清洁被套,平铺于盖被上;解开脏被套上的系带,双手深入盖被内,折叠盖被中的棉胎成S形(先折操作者近侧再折对侧),并从盖被的头端拉至尾端(长者能配合者,则让其拉住脏被套的头部);顺势将棉胎拉至干净被套内的头端,先打开对侧,再打开近侧,并铺平棉胎,系上系带。整理被套。

10. 更换枕套:枕套开口端背门。

11. 收拾整理用物。移回床旁桌椅。

12. 洗手、脱口罩。

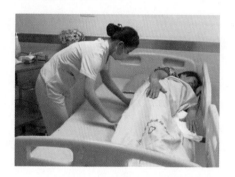

图 16-1　协助病人翻身

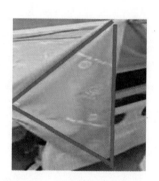

图 16-2　大单呈等边三角形

(五)注意事项

1. 避免在长者用餐和治疗时进行,治疗、进食半小时前停止铺床活动。
2. 翻身时,拉起对侧床栏,避免长者坠床。
3. 床刷外包布套使用,床刷套一人一用一消毒。
4. 保持盖被头端充实,盖被头端空的位置不能超过5厘米。

(六)课程思政

72 岁的黄婆婆因为脚上生了褥疮,正在医院住院接受治疗,然而上周末,黄婆婆睡觉时一不小心,又给自己添了一处伤,入院时住的病床一边缺少护栏,但当时家人没有在意,上周末,黄婆婆睡觉时,一不小心从病床上翻了下来,面部着地,黄婆婆之前睡的这张病床,其中一侧并没有升降护栏。2010 年,卫生部(现卫健委)制定了《基础护理服务工作规范》,其中规定,医护人员在整理床单后,应该对易发生坠床的患者拉好床栏,或者采取其他安全措施。

(王怡. 病床护栏缺失,老人意外坠床[EB/OL]. http://qxapi.cbg.cn/cqweb/ content/ detail? countyId=45&contentid=11236279,2019-7-15/2019-10-9-12.)

实操十六　为卧床长者更换床单位的评分标准表

服务技能一级指标	分值	二级指标及关键点得分	扣分
工作准备	10	1. 操作者准备：修剪指甲，着装整洁，洗手，戴口罩。（4） 2. 用物准备：大单、护理垫（中单）、床刷、床刷套、黄色垃圾桶、污物桶。（6）	
操作流程	80	1. 备齐用物，床单正确折叠（左交右，右交左，下交上，上交下，下交上）。（3） 2. 关门窗，必要时用屏风遮挡，调节室温。（4） 3. 解释及床的处置：向长者解释，放平床头、床尾支架，移开床旁桌椅。（5） 4. 长者准备：翻身至对侧，侧卧。（5） 5. 更换床单。（合计：35） （1）松开近侧床单，将脏护理垫向上卷起，将脏床单向上卷起塞至床中线。（2） （2）扫净床褥，从床头扫至床尾。（2） （3）打开干净床单（分别对齐床的竖中线、横中线）。（2） （4）对侧向下卷入长者身下。（2） （5）铺好近侧床单。（合计：8） A. 床头。（角的折法：远离床栏的手抬起床垫，靠近床栏的手过中线把床单平铺于床垫下，远离床沿的手将大单提起呈等边三角形，将下角塞于床垫下，再将上角塞于床垫下）（3） B. 床尾（折法同床头）。（3） C. 床中部，拉平中间塞于床垫下。（2） （6）更换新的护理垫。取新的护理垫放于大单上，对侧向上卷起，近侧铺平。（3） （7）铺对侧大单和护理垫。（合计：16） 长者翻身至对侧。（2） 松另一侧床单，将脏的护理垫向内卷起扔于黄色垃圾桶内，脏大单向内卷起扔于污物桶内。（2） 从床头到床尾扫净床褥。（2） 拉出干净的大单并同法铺好。（8） 拉出干净的护理垫并铺好。（2） 6. 更换被套。（合计：15） A. 长者平卧，平铺脏盖被。（3） B. 打开清洁被套，平铺于盖被上。（3） C. 解开脏被套上的系带，双手深入盖被内，折叠盖被中的棉胎 D. 成 S 形（先折操作者近侧再折对侧），并从盖被的头端拉至 E. 尾端（长者能配合者，则让其拉住脏被套的头部）。（3） F. 顺势将棉胎拉至干净被套内的头端，先打开对侧，再打开近侧，并铺平棉胎，系上系带。（3） E. 整理被套。（3） 7. 更换枕套。枕套开口端背门。（5） 8. 收拾整理用物。移回床旁桌椅。（5） 9. 洗手、脱口罩。（3）	
综合评价	10	熟练程度：顺序正确，操作规范，动作熟练，节力。（2） 确保安全：翻身时，拉起对侧床栏，避免长者坠床。（3） 保暖和保护隐私：注意遮盖长者，冬天保暖，防受凉，保护隐私。（3） 交流沟通：关心病人，护患沟通有效，充分体现人文关怀。（2）	
合计	100	总分：	
风险点		更换床单位时，未采取正确措施预防长者坠床（如拉起床栏等）。（有以上情况即总体评分计 0 分）	

裁判长：		裁判员：		核分员：		时间：	

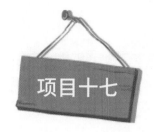

项目十七

温水（酒精）拭浴

（一）目 的

为高热长者降温。

（二）用物准备

操作视频

酒精（30 ℃、25% ~ 35%乙醇 200 ~ 300 mL）、温水（32 ~ 34 ℃ 的温水倒放入盆中 2/3 处）、小毛巾两条、浴巾一条、干净衣裤一套、冰袋（冰贴）、热水袋。

（三）操作人员准备

洗手、戴口罩。

（四）操作流程

1. 关门窗，调节室温。

2. 解释及保护隐私。向长者解释，用屏风或布帘遮挡。

3. 松开盖被，脱去上衣和裤子。头顶放冰袋，脚下放热水袋。

4. 擦拭相应部位，擦拭手法为拍拭（轻拍）。（图 17-1）

（1）上肢。拍拭部位下垫浴巾，先对侧上肢再近侧上肢，将小毛巾打湿，包于护理员手上，拍拭完攒干。

A. 外侧顺序：颈外侧—肩—上臂外侧—前臂外侧—手背。

B. 内侧顺序：侧胸—腋窝—上臂内侧—前臂内侧—手心。

C. 在腋窝、肘窝、手心等处稍用力并延长停留时间，以促进散热。

（2）腰背部：长者取侧卧位，从颈下肩部至臀部。拍拭毕，穿好上衣。

（3）双下肢。

A. 外侧顺序：髂骨—下肢外侧—足背。

B. 内侧顺序：腹股沟—下肢内侧—内踝。

C. 后侧顺序：臀下—大腿后侧—腘窝—足跟。

D. 在腹股沟、腘窝处多停留。穿上裤子。撤去热水袋。

5. 整理床单位，安置长者，收拾整理用物。

6. 洗手、脱口罩并做记录。

7. 半小时后测体温并记录。

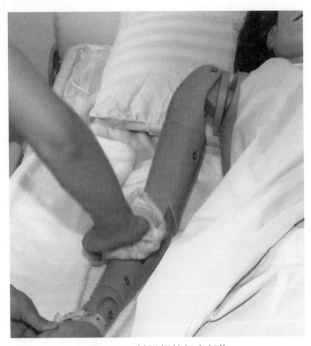

图 17-1　拭浴轻拍相应部位

（五）注意事项

1. 注意遮盖长者，保护长者隐私。

2. 水温不宜过低，略低于体温即可。

3. 胸腹部禁用冷。心前区用冷可导致反射性心率减慢、心房纤颤、心室纤颤及房室传导阻滞。后颈部、足底也禁用冷。

4. 拭浴后 30 分钟测体温，若低于 39 ℃，取下头部冰袋。

5. 每侧 3 分钟，全过程 20 分钟以内。

6. 拭浴时，以拍拭方式进行，避免用摩擦方式，因摩擦易生热。

（六）课程思政

在《民法典》人格权编中，第一千零三十二条第一款规定"自然人享有隐私权，任何组织或者个人不得以侵扰、泄露、公开等方式侵害他人的隐私权"。全国人大代表、河北邯郸市广平县爱心敬老院院长刘贵芳说，"这对保障广大老年人合法权益具有重要意义，人格权编在公民隐私权保护上有了新突破，对'隐私'的定义做出了更完善的规定，并明确界定了侵害他人隐私权的行为，为基层养老机构在制定管理制度和日常服务老年人工作上提供了法律遵循"。

尊重和维护老年人的隐私权，提供给老年人更优质的人性化医疗服务，这不仅是建立良好护患关系的保证，也是维护养老机构和养老护理员社会形象和声誉的重要举措。

（陈发明．刘贵芳，重视老年人隐私权保护 [EB/OL]．http://paper.ce.cn，2020-05-27/2021-05-03.）

实操十七 温水（酒精）拭浴的评分标准表

服务技能 一级指标	分值	二级指标及关键点得分	扣分
工作 准备	10	1. 操作者准备：修剪指甲，着装整洁，洗手，戴口罩。（4） 2. 用物准备：酒精（30 ℃、25%~35%乙醇 200~300 mL）、温水（32~34 ℃的温水倒入盆中 2/3 处）、小毛巾两条、浴巾一条，干净衣裤一套、冰袋（冰贴）、热水袋。（6）	
操作 流程	80	1. 评估并向长者解释。（5） 2. 关门窗，调节室温，屏风或布帘遮挡。（5） 3. 松开盖被，脱去上衣和裤子。（5） 4. 头顶放冰袋，脚下放热水袋。（5） 5. 上肢。（合计：20） （1）上肢拍拭（轻拍）方法。拍拭部位下垫浴巾，先对侧上肢再近侧上肢，将小毛巾打湿，包于护理员手上，拍拭完并攒干。（6） （2）擦拭顺序：从近心端至远心端。（10） A. 外侧：颈外侧—肩—上臂外侧—前臂外侧—手背。 B. 内侧：侧胸—腋窝—上臂内侧—前臂内侧—手心。 （3）在颈部、腋窝、肘窝、手心等处用力并延长停留时间，以促进散热。（4） 6. 腰背部：长者取侧卧位，从颈下肩部至臀部。拍拭毕，穿好上衣。（10） 7. 双下肢。（合计：15） （1）擦拭顺序：从近心端至远心端。（11） A. 外侧：髂骨—下肢外侧—足背。 B. 内侧：腹股沟—下肢内侧—内踝。 C. 后侧：臀下—大腿后侧—腘窝—足跟。 （2）在腹股沟、腘窝处多停留。（4） 8. 穿上裤子。撤去热水袋。（5） 9. 整理床单位，安置长者，收拾整理用物。（5） 10. 洗手、脱口罩并做记录。（3） 11. 半小时后测体温并记录（口述）。（2）	
综合 评价	10	1. 保护隐私和安全：注意遮盖长者，保护隐私，最大限度做到老人的安全防护。（4） 2. 熟练程度：顺序正确，操作规范，动作熟练，节力。（3） 3. 交流沟通：关心长者，交流沟通有效，充分体现人文关怀。（3）	
风险点		酒精拭浴前未询问是否存在酒精过敏史。（有此情形即总体评分计 0 分）	
合计	100	总分：	

裁判长：	裁判员：	核分员：	时间：

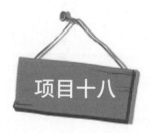

项目十八

约束带的使用

操作视频

一、肩部约束带的使用（改良）

（一）目　的

固定肩部，不让坐起。

（二）用物准备

肩部约束带、棉垫两个。

（三）操作人员准备

洗手、戴口罩。

（四）操作流程

1. 长者取仰卧位。
2. 腋下放棉垫，穿上约束带（长在前，短在后）。（图 18-1）
3. 前面的长绳从腋下穿过同侧后面的孔。
4. 将两侧绳子固定在两侧床头。（图 18-2）
5. 洗手、脱口罩，做记录。

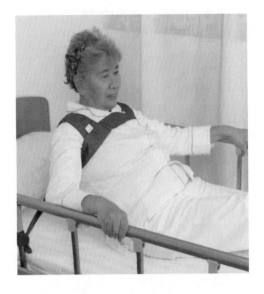

图 18-1　肩部约束带

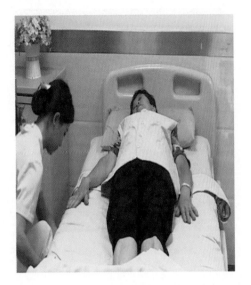

图 18-2　使用效果

二、腕部约束带的使用

（一）目　的

固定腕部，防止手部乱动。

（二）用物准备

腕部约束带两个。

（三）操作人员准备

洗手、戴口罩。

（四）操作流程

1. 将腕部约束带缠绕在腕部，松紧以能放入 1 ~ 2 指头为宜。（图 18-3）
2. 将带子固定在床边。（图 18-4）
3. 洗手、脱口罩，做记录。

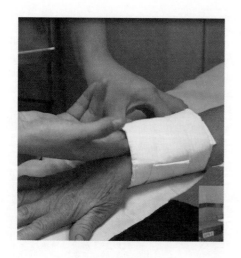

图 18-3　腕部约束带

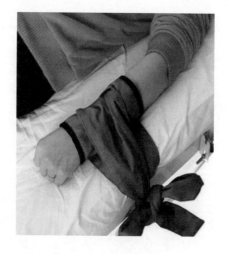

图 18-4　使用效果

三、简易自制约束带的使用

（一）目　的

固定手腕、脚踝等处。

（二）用物准备

简易自制约束带两根、棉垫两个。

（三）操作人员准备

洗手、戴口罩。

（四）操作流程

1. 棉垫包裹约束部位。
2. 简易绳打结（一个向内，一个向外），合并（打出的结越拉越松）。（图 18-5）
3. 套于腕部或脚踝，松紧以能放入 1 ~ 2 指头为宜。

固定在床边。（图 18-6）

洗手、脱口罩，做记录。

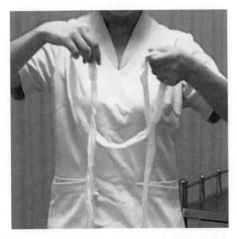

图 18-5　简易自制约束带

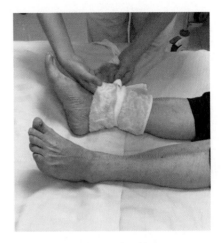

图 18-6　使用效果

四、注意事项

1. 随时观察，每隔 15～30 分钟观察一次局部皮肤血液循环情况，观察局部皮肤的颜色、温度、活动及感觉等。

2. 每 2 小时松解一次，并改变病人的姿势，并给予受约束肢体以运动，必要时进行按摩。

3. 记录使用约束带的原因、时间、每次观察的结果、相应的护理措施、解除约束的时间以及长者的反应。

4. 使用约束带前需征得长者家属同意。

五、课程思政

江西南昌 102 岁老人在养老院被约束带捆绑了 7 天直至死亡，在老人被约束带捆绑的过程中，护理员没有按照规定的 2 小时一次观察被绑部位的皮肤状况，也没有采取相应措施，进行按摩松动。护理员缺乏扎实的理论基础、严谨的工作态度，也没有做到爱老敬老。

（孙杨. 死于养老院的 102 岁老人，被布条绑了 7 天[EB/OL]. https://www.toutiao.com/a6698278716193112587，2019-05-16/2019-06-04.）

实操十八　约束带的使用的评分标准表

服务技能一级指标	分值	二级指标及关键点得分	扣分
工作准备	10	1. 工作人员准备：修剪指甲，着装整洁，洗手，戴口罩。（4） 2. 用物准备。（合计：6） （1）肩部约束：肩部约束带、棉垫两个（2） （2）腕部约束：腕部约束带两个。（2） （3）简易约束：自制约束带两根、棉垫两个。（2）	
操作流程	80	1. 评估并向家属解释，并签署知情同意书。（8） 2. 肩部约束带。（合计：20） （1）长者取仰卧位。（5） （2）腋下放棉垫，穿上约束带（长在前，短在后）。（5） （3）前面的长绳从腋下穿过同侧后面的孔。（5） （4）将两侧绳子固定在两侧床头。（5） 3. 腕部约束带。（合计：10） （1）将腕部约束带缠绕在腕部，松紧以能放入1-2指头为宜。（5） （2）将带子固定在床边。（5） 4. 简易自制约束带。（合计：20） （1）棉垫包裹约束部位。（5） （2）简易绳打结（一个向内，一个向外），合并（打出的结越拉越松）。（5） （3）套于腕部或脚踝，松紧以能放入1~2指头为宜。（5） （4）固定在床边。（5） 5. 随时观察，每隔15~30分钟观察局部皮肤血液循环情况，观察局部皮肤的颜色、温度、活动及感觉等（口述）。（5） 6. 每2小时松解一次，改变病人的姿势，并给予受约束肢体以运动，必要时进行按摩（口述）。（5） 7. 根据医嘱解除约束。（5） 8. 洗手、脱口罩。（2） 9. 做记录。记录使用约束带的原因、时间、每次观察的结果、相应的护理措施、解除约束的时间以及长者的反应。（5）	
综合评价	10	1. 确保安全：随时观察，最大限度确保长者安全并尊重长者。（4） 2. 熟练程度：操作规范，动作轻柔无损伤。（3） 3. 交流沟通：关心长者及家属，交流沟通有效，充分体现人文关怀。（3）	
风险点		1. 未按要求15~30分钟观察长者局部皮肤血液循环情况等。 2. 未及时松解受约束肢体并进行局部放松。（有以上情况之一即总体评分计0分）	
合计	100	总分：	

裁判长：	裁判员：	核分员：	时间：

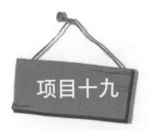

项目十九

滴鼻药

操作视频

（一）目　的

通过鼻腔滴入药物，治疗鼻腔及鼻旁窦等的疾病。

（二）用物准备

滴鼻药、棉签、纱布、小药卡、弯盘、洗手液、0.9%生理盐水、黄色和黑色垃圾桶。

（三）操作人员准备

洗手、戴口罩。

（四）操作流程

1. 向老人解释，询问病情及是否上卫生间。

2. 核对小药卡并检查姓名、药物名称、用法及是否过期、混浊、变色、沉淀、异味等。（图 19-1）

3. 长者准备：帮助长者取坐位或仰卧位，坐位时背靠椅背或床头，头后仰，颈肩部垫软枕。

4. 用带有生理盐水的棉签洗净鼻腔，观察长者鼻部情况。（图 19-2）

5. 再次核对长者信息和药液。

6. 一手扶老人头部，另一手持滴管，距离鼻孔 2 厘米左右，将药液滴入鼻孔 3～5 滴。（图 19-3）

7. 滴后轻捏鼻翼数次，使药液充分与鼻腔黏膜接触。（图 19-4）

8. 用纱布擦干面部外溢的药水。

9. 再次核对长者信息和药物。

10. 收拾、整理用物，安置体位，交代注意事项。

11. 洗手、脱口罩并做记录。

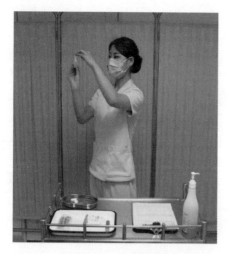

图 19-1　检查药物

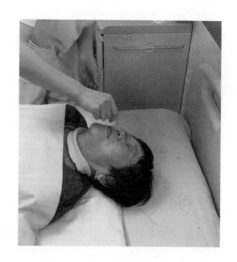

图 19-2　清理鼻腔

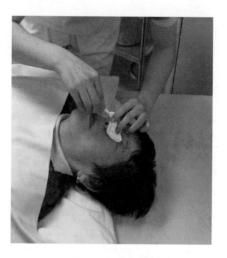

图 19-3　滴鼻药

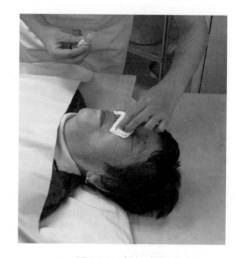

图 19-4　轻捏鼻翼

（五）注意事项

1. 环境清洁，光线明亮。

2. 注重无菌原则，滴药前应洗手。

3. 动作轻、稳、熟练，关爱长者，与长者进行良好的沟通。

4. 严格执行查对制度，给药前应仔细查对药名、用法及有无过期、变色、沉淀等。滴药中和后应再次核对。

5. 滴鼻药管不要碰到鼻部，以免污染药液和损伤鼻腔黏膜。

6. 不能擅自依靠滴鼻药来改善鼻腔症状，避免长期用药。

（六）课程思政

年近七旬的伍奶奶，患有高血压，一直服用降压药物，血压控制良好。不久前因感冒出现鼻塞，去诊所买了1支滴鼻净，回到家隔一会儿就滴1次，半天就快要滴完了。然而未吃晚饭就出现剧烈头痛、呕吐、肢体麻木，送往医院后，一测血压 198/110 mmHg，诊断为"高血压危象"，而罪魁就是滴鼻净。护理员应正确指导长者使用滴鼻液，并观察用药后的不良反应，以免出现高血压危象、心律失常等急危症状。

（罗学宏. 滥用"滴鼻净"老太险丧命[J]. 家庭医药，2011（6）：51-51.）

实操十九　滴鼻药的评分标准表

服务技能一级指标	分值	二级指标及关键点得分	扣分
工作准备	10	1. 操作者准备：修剪指甲、着装整洁、洗手、戴口罩。（4） 2. 用物准备：滴鼻药、棉签、纱布、小药卡、弯盘、洗手液、0.9%生理盐水、黄色和黑色垃圾桶。（6）	
操作流程	80	1. 评估并解释，询问病情及是否上卫生间。（5） 2. 核对小药卡并检查姓名、药物名称、用法及是否过期、混浊、变色、沉淀、异味等。（10） 3. 长者准备：帮助长者取坐位或仰卧位，坐位时背靠椅背或床头，头后仰，颈肩部垫软枕。（10） 4. 清洁鼻腔：用带有生理盐水的棉签洗净鼻腔，观察长者鼻部情况。（5） 5. 再次核对长者信息和药物。（5） 6. 滴鼻药。一手扶老人头部，另一手持滴管，距离鼻孔2厘米左右，将药液滴入鼻孔3~5滴。（10） 7. 滴后轻捏鼻翼数次，使药液充分与鼻腔黏膜接触。（10） 8. 用纱布擦干面部外溢的药水。（5） 9. 再次核对信息和药物。（5） 10. 安置长者体位。（5） 11. 收拾、整理用物，交代注意事项。（5） 12. 洗手、脱口罩并记录。（5）	
综合评价	10	1. 交流沟通：关心长者，沟通有效，充分体现人文关怀。（3） 2. 严格执行查对制度：滴药前、中、后均核对小药卡和药液质量。（4） 3. 保障长者安全：动作轻柔无损伤，病人舒适，确保长者安全。（3）	
合计	100	总分：	
裁判长：		裁判员：　　　　核分员：　　　　时间：	

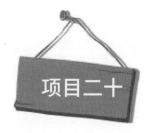

项目二十

滴耳药

（一）目 的

将滴耳药滴入耳道，治疗耳道疾病。

操作视频

（二）用物准备

滴耳药（常温）、棉签、纱布、小药卡、弯盘、洗手液、0.9%生理盐水、黄色和黑色垃圾桶。

（三）操作人员准备

洗手、戴口罩。

（四）操作流程

1. 向老人解释，询问病情及是否上卫生间。

2. 核对小药卡并检查药物名称、用法及是否过期、混浊、变色、沉淀、异味等。

3. 长者准备：帮助长者取侧卧位，患耳向上；或坐位，头侧向一侧肩部。用带有生理盐水的棉签洗净外耳道，观察长者耳部情况。（图 20-1）

4. 再次核对信息和药液。

5. 一手将老人的耳郭向后上方牵拉，使耳道变直，另一手持滴耳药将药液顺外耳道壁滴入 3~5 滴。（图 20-2）

6. 滴药后按压耳屏数次，保持原位数分钟。（图 20-3）

7. 用纱布擦干外溢的药水。

8. 再次核对信息和药液。

9. 收拾、整理用物，安置长者体位，交代注意事项。

10. 洗手、脱口罩并做记录。

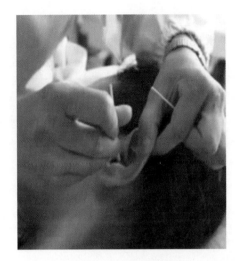

图 20-1　清理外耳道

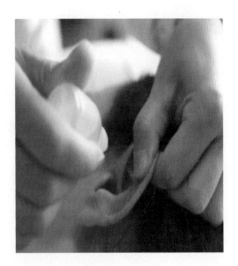

图 20-2　滴耳药

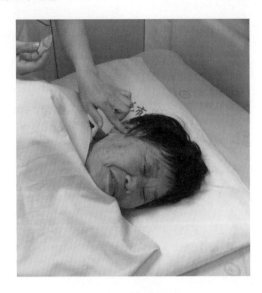

图 20-3　按压耳屏

（五）注意事项

1. 环境清洁，光线明亮。

2. 遵守无菌原则，滴药前应洗手。

3. 严格执行查对制度，给药前应仔细查对药名、用法及有无过期、变色、沉淀等。滴药中和后应再次核对。

4. 滴耳药的温度应与体温接近，避免过冷刺激耳膜。

5. 同时使用几种药物时，应间隔 1 ~ 2 小时。

6. 冬天可将药液捏在手心片刻进行加温，减少寒冷刺激。

（六）课程思政

由于感冒，张大爷的中耳炎又犯了，他到药店买了一支滴耳液，可刚滴了几滴，张大爷顿时觉得天旋地转，头晕得难受，赶紧来到医院耳鼻喉科，医生告诉张大爷头晕的罪魁祸首是那支滴耳液，医生说："这是因为滴耳液的温度低造成的。"

滴耳液的温度不宜过低，以免刺激内耳前庭器官引起眩晕、恶心等反应。在养老护理操作中，要根据老年人生理、心理特点及药物疗法的相关知识，正确护理老人，以避免不良事故发生。

[刘江峰. 冬天用滴耳液前先温一温[J]. 家庭护士，2007，34（12）：39.]

实操二十　滴耳药的评分标准表

服务技能 一级指标	分值	二级指标及关键点得分	扣分
工作 准备	10	1. 操作者准备：修剪指甲、着装整洁、洗手、戴口罩。（4） 2. 用物准备：滴耳药（常温）、棉签、纱布、小药卡、弯盘、洗手液、0.9%生理盐水、黄色和黑色垃圾桶。（6）	
操作 流程	80	1. 评估并解释，询问病情是否上卫生间。（5） 2. 核对小药卡并检查药物名称、用法及是否过期、混浊、变色、沉淀、异味等。（10） 3. 长者准备：帮助长者取侧卧位，患耳向上；或坐位，头侧向一侧肩部。（10） 4. 清洁耳道。用带有生理盐水的棉签洗净外耳道，观察长者耳部情况。（5） 5. 再次核对长者信息和药液。（5） 6. 滴耳药，一手将老人的耳郭向后上方牵拉，使耳道变直，另一手持滴耳药将药液顺外耳道壁滴入3～5滴。（10） 7. 滴药后按压耳屏数次。（10） 8. 保持原位数分钟。（5） 9. 用纱布擦干耳部外溢的药水。（5） 10. 再次核对信息和药液质量。（5） 11. 收拾、整理用物，交代注意事项。（5） 12. 洗手、脱口罩并记录。（5）	
综合评价	10	1. 沟通良好：关心长者，沟通有效，充分体现人文关怀。（3） 2. 严格执行查对制度：滴药前和滴药后均核对小药卡和药液质量。（4） 3. 动作轻柔无损伤，病人舒适，确保长者安全。（3）	
合计	100	总分：	

裁判长：	裁判员：	核分员：	时间：

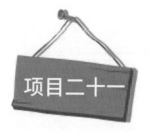

项目二十一

滴眼药

（一）目 的

将药液滴入结膜囊以达到相应的治疗作用。

操作视频

（二）用物准备

眼药水、棉签、纱布、小药卡、弯盘、洗手液、0.9%生理盐水、黄色和黑色垃圾桶。

（三）操作人员准备

洗手、戴口罩。

（四）操作流程

1. 向长者解释，询问病情及是否上卫生间。

2. 核对小药卡和检查药物名称、用法及是否过期、混浊、变色、沉淀、异味等。

3. 长者准备：帮助长者取坐位或仰卧位，坐位时背靠椅背或床头，头后仰，颈肩部垫软枕。

4. 用带有生理盐水的棉签洗净眼部，观察长者眼睛情况。（图21-1）

5. 再次核对信息和药液。

6. 护理员站在长者右侧，左手拇指和食指轻轻分开上下眼睑，嘱长者眼睛向上看，右手持眼药水距离眼睑2厘米左右，将药液滴入眼睑和眼球之间的间隙（下穹窿）1～2滴。（图21-2）

7. 将上眼睑轻轻提起后松开，轻轻闭眼，同时按压内眦（内眼角稍下方）2～3分钟。

8. 用纱布擦干外溢的药水。

9. 再次核对信息和药液。

10. 收拾、整理用物，安置长者体位，交代注意事项。

11. 洗手、脱口罩并做记录。

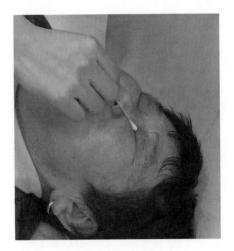

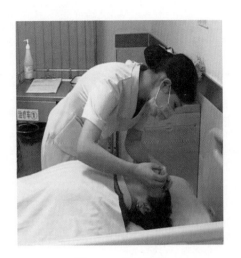

图 21-1　观察眼部情况　　　　　　　　　　图 21-2　滴入眼药

（五）注意事项

1. 无菌观念强，滴药前应洗手。

2. 严格执行查对制度，给药前应仔细查对药名、用法及有无过期、变色、沉淀等。滴药中和后应再次核对。

3. 滴眼药水时滴管应距眼 2 厘米左右，避免触及睫毛污染滴管或碰伤眼球。

4. 需滴两种及以上眼药时，至少应间隔 3 分钟。

5. 滴完眼药后压迫内眦 2～3 分钟，防药液经鼻泪管流入鼻腔，引起不良反应。

6. 冬天可将眼药水捏在手心片刻进行加温，减少寒冷刺激。

（六）课程思政

刘大爷上周五晚上拿出抗真菌药水擦脚气，刚擦完就接了个电话，接着又来滴眼药水，不料刚刚用手摸到上眼皮，突然感觉眼睛一阵灼热刺痛，这才想起刚刚擦完脚气水没有洗手。简单用清水清洗后，刘大爷胡乱收拾完睡了，可是第二天早上起来眼睛还是红成了"兔子眼"，且剧痛难忍，家人赶紧将他送到医院求诊。因此在滴眼药水之前，一定要洗手。如果不慎发生类似误入事件，应立即用大量清水冲洗眼睛，冲洗时转动眼珠，千万不要用手揉搓，然后及时到正规医院检查治疗。

（伍伟. 擦完脚气水后滴眼药水眼痛难忍 [EB/OL]. https://news.sina.cn/sh/2017-07-03/detail-ifyhryex5834829.d.html，2017-07-03/2021-03-04.）

实操二十一　滴眼药的评分标准表

服务技能一级指标	分值	二级指标及关键点得分	扣分
工作准备	10	1. 操作者准备：修剪指甲、着装整洁、洗手、戴口罩。（4） 2. 用物准备：眼药水、棉签、纱布、小药卡、弯盘、洗手液、0.9%生理盐水、黄色和黑色垃圾桶。（6）	
操作流程	80	1. 评估并解释，询问病情及是否上卫生间。（5） 2. 核对小药卡并检查药物名称、用法及是否过期、混浊、变色、沉淀、异味等。（10） 3. 长者准备：帮助长者取坐位或仰卧位，坐位时背靠椅背或床头，头后仰，颈肩部垫软枕。（10） 4. 清洁眼睛。用带有生理盐水的棉签洗净眼部，观察长者眼睛情况。（5） 5. 再次核对长者信息和药液。（5） 6. 滴眼药。护理员站在长者右侧，左手拇指和食指轻轻分开长者上下眼睑，嘱长者眼睛向上看，右手持眼药水距离眼睑2厘米左右，将药液滴入眼睑和眼球之间的间隙（下穹窿）1～2滴。（10） 7. 将上眼睑轻轻提起后松开，轻轻闭眼。（5） 8. 按压内眦（内眼角稍下方）2～3分钟。（10） 9. 用纱布擦干面部外溢的药水。（5） 10. 再次核对长者信息和药液。（5） 11. 收拾、整理用物，安置长者，交代注意事项。（5） 12. 洗手、脱口罩并记录。（5）	
综合评价	10	1. 沟通良好：关心长者，沟通有效，充分体现人文关怀。（3） 2. 严格执行查对制度：滴药前和滴药后均核对小药卡和药液质量。（4） 3. 动作轻柔无损伤，病人舒适，确保长者安全。（3）	
合计	100	总分：	

裁判长：	裁判员：	核分员：	时间：